LUCY VINCENT

Tanzen macht nicht nur glücklich, sondern auch schlau

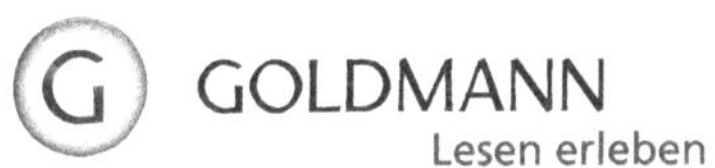

Buch

Intuitiv haben wir es schon immer gewusst, mittlerweile ist es auch wissenschaftlich erforscht und bewiesen: Tanzen macht nicht nur glücklich, sondern auch schlau. Die Kombination aus Rhythmus, musikalischem Gehör, Choreographie-Arbeit, asymmetrischem Training von linker und rechter Körperhälfte, Koordinationsvermögen (alleine, als Paar oder in der Gruppe) und Ausdauertraining fördert und fordert den Denkapparat. Das lässt sich in der Gerontologie und Demenztherapie wunderbar umsetzen, aber auch im schulischen Kontext sorgt diese Tatsache für Freude.

Autorin

Die Neurobiologin Lucy Vincent wurde in Wales geboren, lebt aber seit vielen Jahren in Frankreich. Neben ihrer wissenschaftlichen Arbeit ist Vincent Redakteurin für Sachthemen bei *Radio France* und hat bereits mehrere Bücher zu verschiedenen Aspekten ihres Forschungsschwerpunktes veröffentlicht. Sie ist mit dem Neurobiologen Jean-Didier Vincent verheiratet.

Lucy Vincent

Tanzen macht nicht nur glücklich, sondern auch schlau

Aus dem Französischen von
Nikolaus de Palézieux

GOLDMANN

Die französische Originalausgabe erschien 2018 unter dem Titel »Faites danser votre cerveau!« bei Odile Jacob, Paris.

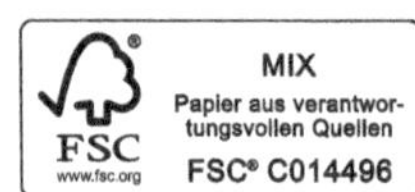

Verlagsgruppe Random House FSC® N001967

Dieses Buch ist auch als E-Book erhältlich.

1. Auflage
Deutsche Erstausgabe März 2020

Neumarkter Str. 28, 81673 München
Umschlag: Uno Werbeagentur, München
Umschlagmotiv: FinePic c/o Zero Werbeagentur
Lektorat: Nadine Lipp, Berlin
Satz: Satzwerk Huber, Germering
Druck und Bindung: GGP Media GmbH, Pößneck
Printed in Germany
SSt . Herstellung: CB
ISBN 978-3-442-17842-1

Besuchen Sie den Goldmann Verlag im Netz

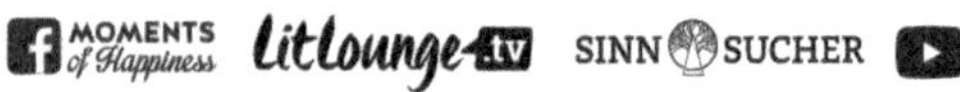

»Unsere Gefühle täuschen uns nicht. In unserem Herzen ist nichts, was die Welt nicht dort hineingebracht hätte. Nichts berührt unseren Geist, was nicht vorher unsere Sinne berührt hätte.«

PIERRE-JEAN-GEORGES CABANIS

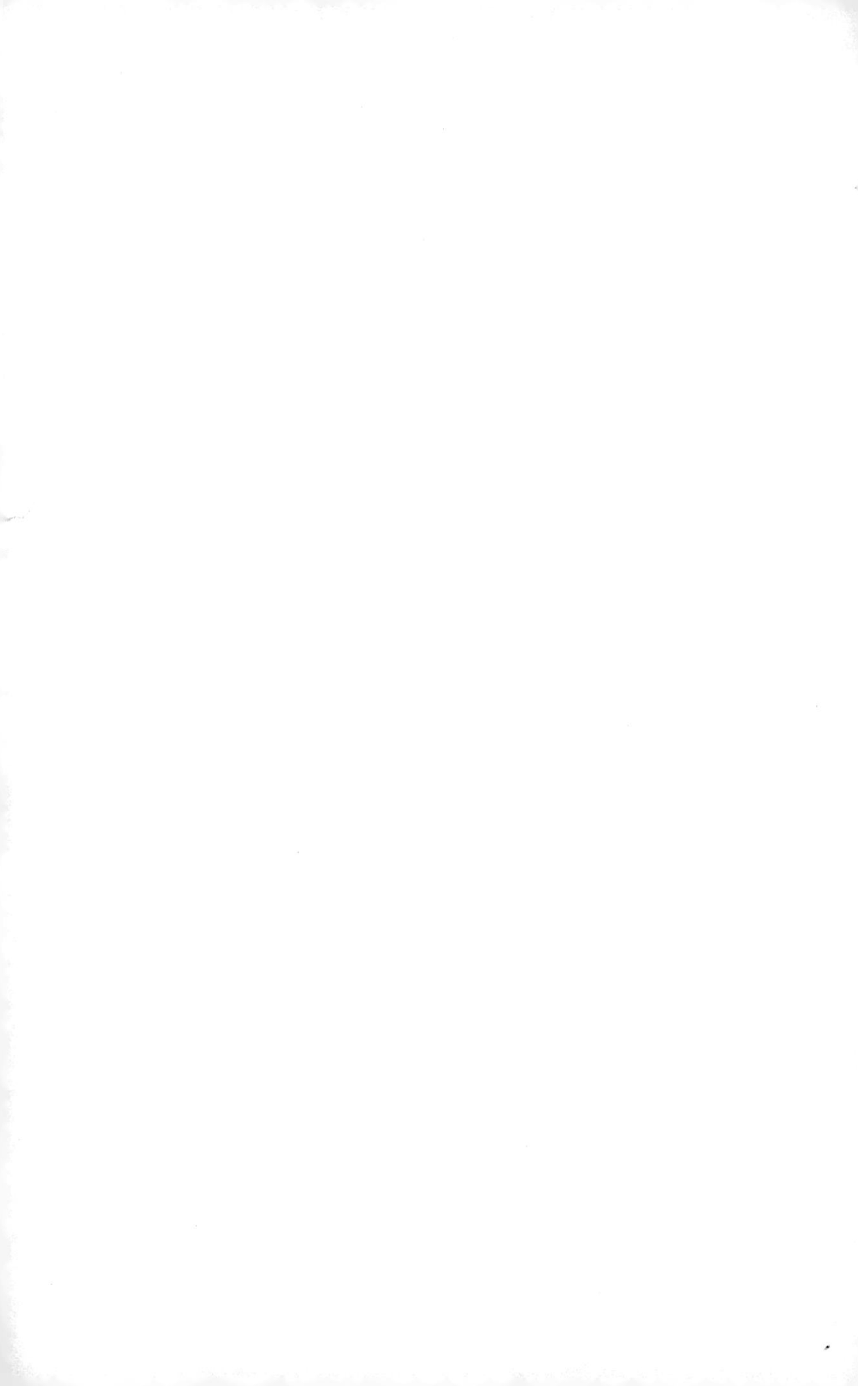

INHALT

EINFÜHRUNG

»Jeder Mensch ist ein Tänzer.«

RUDOLF LABAN

Erst vor wenigen Jahren habe ich mit dem Tanzen angefangen, doch welche Offenbarung war das: eine machtvolle Demonstration der Körperintelligenz! Wie alle Neulinge dachte ich, es würde ein Leichtes, sämtliche Tanzfiguren in kürzester Zeit zu lernen. Ich ging davon aus, dass ich nach sechs Monaten perfekt tanzen würde, wenn nicht sogar schneller. Dem war selbstverständlich nicht so, doch seit dem Moment, da ich diese Lehrzeit ernst nahm, stellte ich grundlegende Veränderungen in meinem Körper und auch im Gehirn fest. Ich begann, meine Augen für eine neue Sichtweise zu öffnen. Als Neurobiologin hatte ich stets die Einheit von Körper und Gehirn gepredigt, doch das Tanzen zeigte mir, dass ich in meinem tiefsten Innern wie alle Menschen war: Ich hatte fest verankerte dualistische Überzeugungen, und ich glaubte an die Überlegenheit des Gehirns gegenüber dem Körper. Also widmete ich mich, gewissermaßen mit Körper und Seele, dem Zusammenwirken von Körper und Gehirn, wenn der Körper tanzt. Ich durchforstete die wissenschaftliche Literatur und entdeckte, dass in der Wissenschaft der Bewegung eine heimliche Revolution im Gange war. Eine Revolution mit großen Folgen, die ich gerne mit Ihnen teilen will. Daher dieses Buch.

Was wir heute über das Zusammenwirken von Körper und Gehirn wissen, zeigt endgültig, wie wichtig das Tanzen als körperliche Aktivität ist. Tanzend lernt der menschliche Körper, das Maximum aus seiner Umgebung herauszuholen (andere Menschen inbegriffen). Das Tanzen ist ein wundervolles Mittel der Erforschung, des Infragestellens, des Verständnisses, der Intelligenz und des Ausdrucks. Ein jeder Tanzschritt führt zu Entdeckungen und ungewöhnlichen Verknüpfungen in unserem Unbewussten, dank mehrerer Mechanismen, die wir erst seit Kurzem kennen.

Derzeit gibt es zwei hauptsächliche Forschungsrichtungen, die die Auswirkungen des Tanzens betreffen. Sie werden ohne jeden Zweifel unsere Art zu leben verändern, unsere Art zu lernen, miteinander umzugehen und auf unsere Gesundheit zu achten. So ist allein schon das Wissen, dass unsere Muskeln für unseren Körper wesentliche Substanzen absondern, eine grundlegende Entdeckung. Dieses Wissen um die hormonelle Rolle unserer Muskeln hat eine unmittelbare Auswirkung, sogar eine eigentlich sympathische, wie ich finde. Sie widerlegt nämlich eine Überzeugung, die in unserem Unbewussten immer noch herumgeistert, die da lautet: Es ist sinnlos, sich zu bewegen, wenn man dabei nicht ausgiebig schwitzt und schrecklich leidet (nach dem Motto »*No pain, no gain*«). In Wahrheit – und das weiß man seit Kurzem – hat jede Muskelkontraktion, selbst die kleinste, eine Wirkung auf den Körper; mehr noch: Es gibt nichts Besseres als eine maßvolle, dabei aber regelmäßige Muskelaktivität, die den gesamten Körper in Bewegung setzt. Sie sollte nur stressfrei und nicht ruckartig erfolgen. In naher Zukunft hindert nichts mehr die Vorstellung, dass man eine bestimmte Bewegungsfolge medizinisch verordnet, die diese oder jene Muskelgruppen aktiviert, um unsere Leber, unsere Nieren, unser Verdauungssystem, unser Immunsystem, unser Gehirn etc. zu stimulieren – etwa so wie bei der chinesischen Fußreflexzonen-Massage. Man wird dann sagen können, welche Botenstoffe durch welche Muskeln freigesetzt werden und wo ihr Wirkungsort ist; und es wird undenkbar sein, über mehrere Stunden still sitzen zu bleiben, da man zu viel über die negativen Auswirkungen der Bewegungslosigkeit auf Zytokine, Hormone, Enzyme und Neurotransmitter weiß. Man wird derartige Verluste fürchten, wie man sie heute beim Sauerstoffmangel im Gehirn fürchtet. Das Tanzen wird eine zentrale Rolle bei medizinischen Bewegungsverordnungen einnehmen, weil es meiner Meinung nach so komplex und vielseitig ist wie keine andere körperliche Aktivität.

Eine weitere, sehr anregende Forschungsrichtung der Neurowissenschaften sind Studien zur Rolle des Kleinhirns (Cerebellum), das das Denken mit Handlungen und Körperhaltungen verbindet. Die Kenntnisse, über die wir diesbezüglich verfügen, ermöglichen uns nicht nur, die sogenannten psychosomatischen Krankheiten zu verstehen, sondern auch, die Körpersprache bzw. die Bewegungstherapien besser zu begreifen (*Dance/movement therapy*, Yoga, Pilates etc.). Mehr noch, sie erklären uns sogar, wie wir unseren Körper einsetzen sollen, um unser Denken oder unsere Kreativität zu verbessern. Aufgrund dieser Kenntnis besteht kein Zweifel, dass sich unsere Lehrmethoden in den kommenden Jahren radikal verändern werden. Das wird die Kleinkinder, die weniger Kleinen und sogar die schon Älteren betreffen, und das Tanzen wird hier eine zentrale Stellung einnehmen, weil es ohne jeden Zweifel für unser Gehirn das beste Mittel ist, um so viele Daten wie möglich über die Welt einzuspeisen, die uns umgibt. Nebenbei gesagt ist das Kleinhirn die Schnittstelle, die die Bewegung sowohl mit den kognitiven als auch den emotionalen Prozessen verbindet. Das wiederum liefert die Erklärung eines seit Langem anerkannten Phänomens: Wenn wir tanzen, sind wir sogleich guter Stimmung, und diese Verwandlung ist fast schon ein Wunder. Das Tanzen ermöglicht uns, das auszudrücken, was wir in uns tragen, aber auch, auf Gemütslagen einzuwirken und sie zu verändern. Mehrere Forscherteams erkunden, was sich dahinter verbirgt, also die Freisetzung von Endorphinen und Oxytocin, sie erforschen aber vor allem auch die zerebralen Mechanismen, die Körperhaltung, Absicht, Interaktionen mit der Umwelt und emotionale Verfassung miteinander verbinden.

Im Verlauf der letzten Jahre habe ich weltweit viele Tanzlehrer aufgesucht, um alles über ihre Methoden, Erfahrungen und ihre Tanzphilosophie zu erfahren. Sie wissen, wie viel sie ihren Schülern, aber auch der Arbeitswelt geben, denn die erwähnten Verwandlungen beobachten sie nicht nur bei ihren Schülern, sie erfahren sie auch selbst. Es ist schwer, eine Welt, die grundsätzlich dualistisch ausgerichtet ist, von der Macht des Tanzens zu überzeugen, doch die wissenschaftlichen Daten sind heute fundiert und konkret: Die Körperintelligenz erhält gegenwärtig ihren Adelsbrief. Die alte Redensart *Mens sana in corpore sano* greift viel zu kurz: Ohne einen *Körper* in Bewegung entwickelt sich der *Geist* nicht, wie er soll!

Alle in diesem Buch vorgestellten Erkenntnisse stammen aus einem Zeitraum von weniger als zwanzig Jahren; und sicher wird es noch zwanzig weitere Jahre brauchen, um sie in unsere Schulpraxis, in die Kindertagesstätten, in Sport- und Gesundheitszentren zu integrieren. Doch die Ergebnisse liegen bereits vor und zeigen, wie jede und jeder von uns auf individuelle Weise die eigene Gesundheit, die Arbeitsbedingungen, die sozialen Beziehungen, das Selbstvertrauen und das generelle Wohlbefinden verbessern kann. Das Tanzen wird seit Zehntausenden von Jahren in allen menschlichen Gemeinschaften praktiziert, heute fängt man an, besser zu verstehen, warum.

Dieses Buch liefert alle aktuellen und sicheren Informationen; es liegt nun an Ihnen, sie sich zunutze zu machen und in Ihrem Alltag davon zu profitieren. Sie werden sehen: Tanzen heißt, sich selbst zu finden.

KAPITEL 1

TANZEN IST GUT FÜRS GEHIRN

»Die dort tanzen, sind ersichtlich
jenseits aller Realität.«

Friedrich Nietzsche

»Nichts in der Welt ist den Menschen nötiger als das Tanzen. Ohne das Tanzen kann ein Mensch nichts Rechtes ausrichten. Alles Unglück der Menschen, alle betrübten Begebenheiten, mit denen die Historie angefüllt ist, alle Fehler der Staatsmänner, kommen bloß daher, weil sie nicht tanzen können.«

Molière

»Achte auf das, was du tanzt,
denn was du tanzt, das wirst du.«

Susan Buirge

Wenn verallgemeinernd von »sportlichen Aktivitäten« die Rede ist, klingt das so, als wären sie untereinander austauschbar, das ist jedoch alles andere als zutreffend. Um joggen zu können, brauchen Sie ein gutes Herz-Kreislauf-Training, die Schrittfolge werden Sie aber keinesfalls vergessen haben. Das Gleiche gilt fürs Radfahren oder Schwimmen – man kann sich vielleicht über die Strategie Gedanken machen, nicht aber um den emotionalen Ausdruck. Und beim Tanzen? Nun, das Tanzen hebt sich dadurch von anderen Aktivitäten ab, dass es so viele unterschiedliche Fähigkeiten mobilisiert. Tatsächlich leisten dies nur wenige Sportarten. Gleichgewicht, Muskelarbeit im gesamten Körper, Koordination, Ausdruckskraft, Interaktion mit einem Partner bzw. einer Partnerin, Rhythmusgefühl: Wenn man darüber nachdenkt, gibt es kaum eine Körper- oder Gehirnfunktion, die nicht miteinbezogen wäre. Und als Krönung des Ganzen tanzt man, im Unterschied zu vielen anderen Aktivitäten, immer um des Vergnügens willen und nicht, weil man sich einredet, zum eigenen Wohl zu leiden. Ohne zu behaupten, dass der Tanz die einzige Sportart wäre, die der Mühe lohnt, drücken wir es lieber so aus: Das Tanzen bringt viele spezifische Vorteile mit sich, angefangen bei der kognitiven Arbeit. In diesem ersten Kapitel werden wir genauer darauf eingehen, wie die Körperbewegungen direkt auf unsere Neuronen einwirken, wenn wir tanzen.

Das Brain-Building

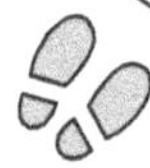

Die Auswirkungen eines Tanz-Lernprogrammes wurden mit denjenigen einer Folge wiederholter Sportübungen verglichen (Muller, Rehfeld u.a. 2017). 22 ältere Menschen zwischen 63 und 80 Jahren bei guter Gesundheit beteiligten sich über einen Zeitraum von 18 Monaten als Freiwillige. Bereits nach sechs Monaten bemerkte man, dass die Tänzer eine signifikante Zunahme an grauen Zellen im Gyrus precentralis (dem Teil der motorischen Rinde, der die Bewegungen steuert) verzeichnen konnten, was bedeutet, dass das Tanzen (und eben nicht die wiederholten Übungen) Gehirnmasse hervorbringt. Auf der anderen Seite zeigten die gleichen Tänzer eine Zunahme von neuronalen Wachstumsfaktoren, was wiederum belegt, dass die Verbindung zwischen Tanzen und Gehirn über den Weg der Hormone verläuft. Und schließlich konnte man bei ihnen auch eine Steigerung des Volumens des Parahippocampus beobachten (zentrale Struktur für das Funktionieren der Erinnerung), wodurch sich einigermaßen konkret das bestätigen lässt, was man über die Auswirkungen des Tanzens auf das Erinnerungsvermögen weiß. Daraus haben die Forscher den Schluss gezogen, dass ein Tanzprogramm mit konstantem Lernen neuer Schrittfolgen sinnvoller wäre als die simple Wiederholung von Bewegungen, um die Funktion des Gehirns zu verbessern.

Tanzen als höhere Gehirnfunktion

Ist das wirklich so erstaunlich? Wenn man darüber nachdenkt, ist alles, was wir von der Welt kennen, über unsere Sinne ins Gehirn gedrungen: Man hat Erklärungen angehört, Schemata betrachtet, Unterschiede der Temperatur oder des Drucks wahrgenommen, Düfte eingeatmet, Gerichte probiert ... Anschließend, und eben erst anschließend hat unser Gehirn diese Informationen geordnet, indem es sie klassifizierte und verknüpfte, um daraus Strategien abzuleiten, um unser Überleben und unsere Reproduktion zu sichern. Während unseres gesamten Lebens prasseln auf diese Weise Neuigkeiten auf uns ein, und die Organisation unserer neuronalen Netze richtet sich entsprechend ein, um die neuen Daten integrieren zu können. Beim Lernen hat der Körper eine zentrale

Rolle inne. Er ist es, der der äußeren Welt gegenübersteht und sie ausprobiert, und er ist von bemerkenswerter Empfindsamkeit und Feinheit in der Behandlung all dieser Informationen.

Vielleicht sind Sie wie viele Menschen überzeugt, dass die Intelligenz, die an unseren Körper gebunden ist, eher gering ist, verglichen mit der, die uns die Lektüre eines Buches oder das Anhören eines Philosophiekurses bringt. Doch das stimmt nicht. In Wahrheit kann jede Lektüre, jede Lehrstunde nur von einem Gehirn aufgenommen werden, das darauf vorbereitet ist. Es ist der Körper, der sich dieser Aufgabe dank seines sensorischen Systems annimmt, und diese Vorbereitung wird durch Erfahrungen, die man gemacht hat, gestärkt, was unser Gehirn immer mehr befähigt, mit komplexen und virtuellen Begriffen umzugehen. Also immer noch *Mens sana in corpore sano*, ein gesunder Geist in einem gesunden Körper? Sagen wir eher *Mens intelligens in corpore movente* – ein intelligenter Geist in einem Körper, der sich bewegt!

Die Bewegung erschafft das Gehirn

Zunächst sei festgehalten: Nur die Lebewesen, die sich bewegen, verfügen über ein zentrales Nervensystem. Wurde das Gehirn durch die Evolution »erfunden«, dann erfolgte das in erster Linie, um die Bewegungen des Körpers und die Koordinierung der Organe zu leiten. Tiere, die nur gering entwickelt sind, wie die Qualle oder der Seeigel, verfügen darüber nicht, weil ihr Überleben durch eine simple Folge von Reflexen garantiert wird. Erst die Evolution hin zu einem komplexen Körper hat die Existenz eines Gehirns erfordert. So gesehen, versteht man eher, warum ein verbesserter Einsatz des Körpers die Funktion des Gehirns optimiert.

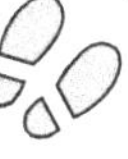

Bewegen Sie sich nicht, entwickelt sich Ihr Gehirn zurück

Die Manteltiere (*Tunicata*) zeigen sehr gut, inwieweit das Gehirn dem Körper dient. Diese Meeresschneckenart verbringt den größten Teil ihres Lebens an einen festen Untergrund fixiert. Nur zu Beginn ihres Lebens, im Larvenstadium, verfügt sie über die Anlage zu einem Nervensystem – eine Chorda dorsalis. Nur so kann sie sich auf der Suche nach einem idealen Plätzchen machen, an dem sie sich dann für den Rest ihres Leben festsetzt. Später entwickelt sich die Chorda dorsalis zurück, da sie nicht mehr gebraucht wird.

Das menschliche Gehirn entsteht unter dem Einfluss spontaner Muskelkontraktionen beim Fötus. Diese winzigen Bewegungen stimulieren die Anlage von neuronalen Netzen, die anfangen, sich zu betätigen, indem sie ihrerseits an die Muskeln Reize senden, die allmählich ihre motorische Kontrolle verfeinern.

Der Muskel erteilt dem Gehirn Befehle 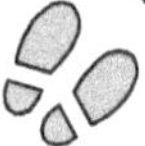

Die Muskeln produzieren während ihrer Ausbildung *in utero*, aber auch noch während der Kindheit kleine Kontraktionen, sogenannte *Twitches*, und zwar während der REM-Schlafphase (Rapid Eye Movement), somit also während der Traumphase des Schlafs. Da diese Phase durch eine Lähmung der Muskeln gekennzeichnet ist, hat man lange Zeit angenommen, dass diese Mikro-Kontraktionen ohne Bedeutung wären. Heute aber weiß man, dass sie für die Entwicklung des Zusammenspiels von Körper und Gehirn wesentlich sind. Weit davon entfernt, zufällig zu sein, folgen sie vielmehr einem koordinierten Rhythmus und tragen zur Ausbildung des Nervensystems bei, jedoch auch zu der von Knochen und Gelenken. (Auf der Webseite www.twitchsleep.net kann man Videos von Kleinkindern und Tieren sehen, die im Schlaf »twitchen« [Blumberg und Dooley 2017].)

Die Verbindungen im Gehirn bzw. zwischen Gehirn und Körper sind an die Muskelaktivität gebunden. Ab ihrer Entstehung fangen sie an, Bewegungen ohne scheinbaren Nutzen auszuführen, diese liefern aber elektrische Reize, die wiederum die sensomotorischen Systeme im Gehirn ausbilden. Die Nervenzellen, die so entstehen, stimulieren ihrerseits die Muskeln, die die Nervenzellen ausgebildet haben. Dieses Hin und Her von Reizen und Gegenreizen festigt die Schaltkreise, die die typischen Bewegungen bewirken, die man bei Föten und Neugeborenen beobachten kann. Bewegung und Gehirn sind derart eng miteinander verbunden, dass man sogar einfache zerebrale Schädigungen diagnostizieren kann, wenn man die Bewegungen von Neugeborenen oder ihre Haltung in Ruhestellung beobachtet. Bei Kindern, die eine Hirnlähmung (Cerebralparese) aufweisen, hat man auf diese Art Haltungsanomalien feststellen können, dazu das vollständige Fehlen bestimmter typischer Bewegungen im Repertoire eines Neugeborenen sowie die Koordination ungewöhnlicher Bewegungen (Ferrari, Prechtl u.a. 1997).

Gar nicht so dumme Dummheiten

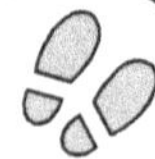

Kinder führen spontan kleine Bewegungen ohne offensichtliche Absicht aus, die man als *fidgets* bezeichnet, als Zappeln. »*Stop fidgeting*« bzw. »Hör auf zu zappeln« ist eine häufige Ermahnung. Diese Körperaktivität, die als vollkommen unnötig erscheint, war Gegenstand einer ernsthaften Studie. Forscher haben 130 Kinder bis zu ihrem zweiten Geburtstag regelmäßig gefilmt und sämtliche *fidgets*, die sie zeigten, analysiert. Die Forscher beobachteten, dass 67 von 70 Kindern (also 96 Prozent), die normale »Zappelbewegungen« aufwiesen, eine neurologisch gleichfalls normale Entwicklung hatten. Im Gegenzug war das vollständige Fehlen von *fidgets* bzw. eine »anormale« Ausprägung mit neurologischen Anomalien verbunden (infantile Zerebralparese, Entwicklungsverzögerung, kleinere neurologische Anzeichen). Die spezifischen Fähigkeiten und die Sensibilität dieser Methode bei der Beobachtung von *fidgets* waren ausgeprägter als die entsprechenden Eigenschaften bei der Diagnostik durch eine Sonografie des Gehirns (Prechtl, Einspieler u.a. 1997).

Die Entwicklung unseres Gehirns hängt also von vielen Erfahrungen ab, die die Kinder ganz natürlich machen, wenn sie sich frei bewegen dürfen, wenn sie alles kosten, alles ausprobieren, alles berühren dürfen … All ihre Dummheiten sind in Wahrheit der Kern ihrer Intelligenz! Es ist ein Verhalten, das ihnen ermöglicht, ihrem Gehirn die Beschaffenheit der Welt nahezubringen, damit sie sich dort besser orientieren, ernähren, warmhalten, schützen und später fortpflanzen können. Erfreulicherweise gibt es bei diesem Prozess kein festes Schlussdatum, und selbst wenn man eigentlich mit 25 Jahren nicht mehr alles in den Mund nimmt, integriert man doch weiterhin neue Erfahrungen, die unsere zerebralen Netze während unseres gesamten Lebens erneuern … Das aber nur, wenn wir fortfahren, unsere Umwelt körperlich zu erfahren!

Trifft es nun zu, dass sich die Auswirkungen der Bewegung auf das Gehirn nur auf den Bau der Schaltkreise beschränken, die für die Motorik zuständig sind? Diese Frage steht im Zentrum eines Forschungsbereiches, den man als *embodiment* bezeichnet und der untersucht, wie die Körperteile außerhalb des Gehirns zum Erkenntnisprozess und zu den Gefühlen beitragen. Man hat in dem historischen Moment begonnen, über die Auswirkungen der Bewegung auf das Gehirn nachzudenken, als man bemerkte, dass körperliche Aktivitäten ein »natürliches« Antidepressivum darstellen. Als man bei der Entdeckung der Endorphine und ihrer euphorisierenden Wirkung angekommen war (in den 1970er-Jahren), konnte man leicht zeigen, dass in der Tat körperliche Aktivität sehr viele Endorphine freisetzt. Man hat damals eine sehr einfache Erklärung dafür gefunden: Körperübungen bewirken die Freisetzung von Endorphinen, die eine Euphorie auslösende Wirkung haben und somit antidepressiv wirken. Davon abgesehen, dass eben die Endorphine keine spezifische Erklärung für dieses gesteigerte Wohlbefinden liefern, da sie auch bei Schmerzen zunehmen (um sie erträglich zu machen) … Es bleibt der Schluss, dass die Entdeckung dieser antidepressiven Wirkung den Weg für zahlreiche vertiefende Forschungen über die weiteren Auswirkungen von körperlicher Aktivität eröffnet hat.

Lange hat man körperliche Aktivität im Sinne einer intensiven Arbeit verstanden – auch die Forscher selbst taten dies –, die einen bedeutenden Aufwand mit sich bringt und deren Wirksamkeit sich quantitativ bemessen lässt (Puls bzw. Atemvolumen), wobei die Anstrengung in den verbrauchten Kalorien erfasst wird. Wir werden sehen, dass die Bedeutung körperlicher Aktivität für das Gehirn sich nicht nur am Ausstoß an Endorphinen oder an der besseren Sauerstoffversorgung bemisst; tatsächlich macht körperliche Bewegung auch intelligenter!

Das Kleinhirn oder wie Bewegung Intelligenz schafft

Seit Langem weiß man, dass das Kleinhirn eine wesentliche Rolle bei der Bewegungskoordination spielt. Wir interessieren uns zweifelsohne *a priori* weniger für das Kleinhirn, weil wir von der Leistung der menschlichen Hirnrinde, des Herrschers des Denkens, geradezu besessen sind, das Kleinhirn dagegen für weniger »edle« Bewegungen zuständig ist. Tatsächlich aber ist die Ausdehnung des menschlichen Kleinhirns im Vergleich zu dem der anderen Primaten noch bedeutender als die des Cortex, der Hirnrinde. Die Anzahl der Zellen, die es enthält (69 Milliarden!), ist derjenigen weit überlegen, die die im restlichen Gehirn angelegten beziffert, und erst recht im Cortex (16 Milliarden) (Lent, Azevedo u.a. 2012). Kurzum: Das Kleinhirn ist ein recht mysteriöses Organ, mit noch unerforschten Funktionen, was aber nicht mehr lange so bleiben wird ...

Ehe wir bei der Erkundung der Rolle des Kleinhirns für die Intelligenz fortschreiten, verweilen wir noch bei dessen wohlbekannter Aktivität innerhalb der Programmierung von Bewegungen. Wer Autofahren gelernt hat, wird sich an das erste Mal erinnern, als er oder sie das Steuer in die Hand nahm: Panik trat auf, weil alles zur gleichen Zeit getan werden musste! Wie kurbelt man am Steuerrad, wenn man sich gleichzeitig durch die Gänge schaltet sowie dem Straßenverlauf folgt und die Fußgänger beachtet? Man wird angehupt, weil man notgedrungen nicht so schnell vorankommt wie geübte Autofahrer! Im Verlauf weniger Monate wird die Koordination dieser Handlungen, um den Wagen in aller Ruhe von A nach B zu fahren, jedoch zu einer automatischen Angelegenheit (man denkt nicht einmal wirklich an den Weg, wenn man ihn regelmäßig zurücklegt). Das Gleiche gilt, wenn man sich mit einer Sportart oder einem Musikinstrument vertraut macht: Zuerst ist man im Stadium der sehr bewussten Handlungen, dann folgt schrittweise die Automatisierung der Koordination, und man erhält das gesuchte Resultat (einen guten Aufschlag beim Tennis, einen harmonischen Ton auf der Geige). Seit Langem weiß man, dass diese Automatisierung aus dem Entstehen neuer neuronaler Netze im Kleinhirn resultiert, das in Verbindung mit weiteren Gehirnpartien steht. Mit neuen Nervenzellen ist beispielsweise die Bewegung des Lenkraddrehens mit dem Blick in den Rückspiegel verbunden, damit beide Bewegungen systematisch und gemeinsam ausgeführt werden, ohne dass dafür bewusste und unabhängige Kommandos erforderlich sind. Kurz, dank des Kleinhirns fährt man nach einigen Wochen der Übung Auto, lässt sein Musikinstrument erklingen oder schafft einen erfolgreichen Aufschlag beim Tennis, ohne darüber nachzudenken!

Schnittstelle von Körper und Denken

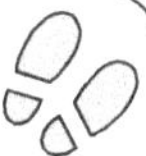

Da das Kleinhirn im Wesentlichen zur Ausführung präziser, gezielter und koordinierter Bewegungen wichtig ist, ist es nicht sehr erstaunlich, dass sich im Falle eines Tumors oder einer Verletzung dieses Gehirnabschnitts Lähmungen von Gliedmaßen oder Probleme des Gleichgewichts und der Koordination einstellen. Hingegen waren die Ärzte einigermaßen erstaunt, als sie bemerkten, dass bestimmte Schäden innerhalb dieser Gehirnregion keine entsprechenden »motorischen« Probleme nach sich zogen, sondern vielmehr kognitive oder emotionale Anomalien. Diese Störung wurde als »affektives und kognitives Kleinhirnsyndrom« bezeichnet (Stodley, MacMore *et al.*, 2016). Wie soll man erklären, dass eine geringfügige Verletzung im Kleinhirn beispielsweise eine lähmende Depression oder auch die Unfähigkeit zu denken nach sich zieht, wenn man mit jemandem diskutiert? Dank dieser Befunde ist man dazu übergegangen, dem Kleinhirn eine bedeutendere Rolle zuzuschreiben: als Schnittpunkt von Bewegung und den kognitiven sowie emotionalen Prozessen. Damit stellt es die anatomische Struktur dar, die zu verstehen ermöglicht, wie die Bewegungen des Körpers mit dem Denken verbunden sind.

Das affektive und kognitive Kleinhirnsyndrom, auch als Schmahmann-Syndrom bezeichnet, hat viele Fragen aufgeworfen; man hat ganz einfach nicht damit gerechnet, dass Schäden in unserem kognitiven und emotionalen System aus Anomalien in unserem guten alten Kleinhirn resultieren, diesem einfachen Programmierer unserer Bewegungen, der ganz unten im Gehirn angesiedelt ist. Sehr bald jedoch hat der amerikanische Forscher Jeremy Schmahmann (nach dem dieses Syndrom benannt wurde) betont, dass wir durch die Existenz dieses Syndroms unsere Vorstellung vom Funktionieren des menschlichen Gehirns revidieren müssten. Schon 1996 brachte er logische und anatomische Gründe vor, warum die Koordination von Bewegung und Denken miteinander verbunden sei, wobei die Prozesse des konzeptuellen Denkens auf den gleichen Mechanismen wie die der Bewegung beruhten (Schmahmann 1996). Allein schon, wenn man gemäß seiner Struktur zu diesem Urteil kommt, scheine es, dass das Kleinhirn verschiedene Zonen des Gehirns verbindet, die assoziativen sowie paralimbischen (also kognitiven und emotionalen) Funktionen zugeordnet sind; so wie das Kleinhirn dies auch mit den sensomotorischen Systemen macht. Anders ausgedrückt: Man automatisiert den Umgang mit einer Vorstellung, so wie man auch den Umgang mit einem Tennisball automatisiert. All diese Regeln und Hypothesen, so Jeremy Schmahmann, können durch bildgebende Verfahren zur Darstellung der Funktion des Gehirns nachgeprüft werden: Die Skeptiker müssen sich nur ihrer Augen bedienen! Wenn man genau hinschaut, sieht man vor allem, wie die untere Partie des gezackten Kerns des Kleinhirns Signale in Richtung der Frontalregion und des Parietallappens der Großhirnrinde aussendet, die für das Arbeitsgedächtnis und die Ausführungsfunktionen wie etwa die Planung und das Lernen von Regeln zuständig sind.

Das virtuelle Denken ist im Konkreten verankert

Bleiben wir einen Moment bei diesem Thema und denken wir darüber nach, was diese Entdeckung jeden Tag in unserem Leben bedeutet. Ohne eigens auf Geräte zur funktionellen Bildgebung zurückzugreifen, kann man vielmehr durch persönliche Erfahrungen diesen Vorgang bestätigen: Lange Zeit bevor wir Autofahren gelernt haben, haben wir das Multiplizieren und das Alphabet gelernt. Sie bilden das Grundgerüst für die Integration aller seither gelernten Begriffe, und zwar letztlich dank der Lektüre bzw. der Handhabung der Zeichen – angefangen bei den Geschichten von Pu dem Bären und der Anzahl der Bonbons auf dem Tisch über die Darstellung der natürlichen Ordnung alles Lebendigen durch Darwin bis hin zur Integralrechnung.

Ich erinnere mich noch sehr gut an das mühsame Erlernen von Zahlen und Buchstaben. Heute ist diese Programmierung längst beendet, und wenn ich höre »neun mal fünf«, kann ich gar nicht anders, als automatisch zu denken »fünfundvierzig«! Ähnlich ist es, wenn ich die riesigen Schlagzeilen der Zeitungen sehe – ich verstehe unmittelbar, wovon die Rede ist, so sehr ist die Interpretation der Wörter und Sätze durch die in meinem Gehirn installierten Programme automatisiert. Ursprünglich aber musste ich die Buchstaben erst mit Klängen verbinden, um daraus Wörter zu bilden; die Wörter wiederum habe ich mit realen oder virtuellen Dingen verknüpft. Ich musste außerdem die Vorstellung von Masse und Volumen »bauen«, indem ich die Zahlen mit physikalischen Größen verbunden habe. Kurz gesagt: Alles, was ich weiß, ist zuvor mithilfe meiner Sinne in mein Gehirn gelangt, und mein Gehirn hat diese Empfindungen mit begrifflichen Vorstellungen verbunden. Dieser Vorgang, der uns allen ermöglicht, abstrakt zu denken – das ist das Werk des Kleinhirns!

Es gibt viele wissenschaftliche Artikel (Ito 1993; Schmahmann 1996; Ito 2008), die erklären, wie wir die Eigenschaften der Erscheinungswelt durch Berühren, Sehen, Hören, Schmecken und Riechen in unser Gehirn einbinden. Die begriffliche Auffassung (in Mathematik, Philosophie, Wissenschaft, Geschichte, Literatur) wird auf die gleiche Weise automatisiert wie die Handhabung eines Skateboards oder des berühmten Tennisballs, und zwar dank der Programmierung des Kleinhirns (Vandervert 2017). Die Auswirkungen einer solchen Sichtweise sind enorm: Sie stößt unsere Vorstellung vom Verständnis des Gehirns um und hat wichtige praktische Anwendungen nach sich gezogen, vor allem beim Unterricht und in der Pflege. Sie hat auch Disziplinen, die komplexe Bewegungen implizieren – wie eben dem Tanzen –, einen beträchtlichen Aufschwung verschafft.

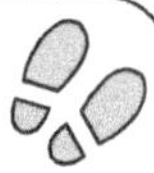

Der Abakus, ein unerlässliches Spielzeug für zukünftige Preisträger der Field-Medaille

Schüler aus Asien, die in andere Länder auswandern, fallen oft durch ihre überragenden mathematischen Leistungen auf. Forscher nehmen an, dass der Abakus – ein Gerät, das noch heute in Asien zum Zählenlernen und für Berechnungen benutzt wird – ihnen einen gewissen Vorteil verschafft. Dass man die Recheneinheiten körperlich fühlt und zugleich sieht, während man über deren Handhabung nachdenkt (Addition, Subtraktion etc.), verankert die abstrakten Operationen in körperlichen Empfindungen, die im Gehirn gespeichert sind, was den Umgang mit aufwendigen mathematischen Konzepten erleichtert. Andererseits haben die Forscher gezeigt, als sie die Auswirkungen einer Verletzung am prämotorischen Areal des Cortex bzw. am parietalen Assoziationscortex auf die Strategien des Kopfrechnens untersuchten, dass diese verändert wurden, nachdem man seinen »mentalen Abakus« verloren hatte (Tanaka, Seki u.a. 2012) …

Manipulation des Gehirns durch körperliche Handlungen

Da die physische Aktivität des Körpers zur Integration neuer abstrakter Begriffe im Gehirn notwendig ist, hat man sogleich daraus abgeleitet, dass auch unser Schulunterricht überdacht werden sollte. Einige Pioniere haben daher angefangen, die Auswirkungen von körperlicher Aktivität auf das schulische Lernen zu untersuchen, wobei sie die Schüler etwa anregten, mit ihren Körpern die Bewegungen von Molekülen oder Planeten nachzuahmen, um deren Interaktionen besser zu visualisieren. Kinder haben einen derart großen Bewegungshunger, dass, was auch immer man ihnen an Bewegungen vorschlägt, die Ergebnisse sich stets positiv im Hinblick auf »akademische« Leistungen auswirken (Donelly und Lambourne 2011; Chaddock-Heyman, Hillman u.a. 2014). Bei Kindern, die noch nicht lesen, schreiben oder rechnen können, wurden ebenfalls die positiven Auswirkungen von Bewegung auf die Selbstwahrnehmung (Gefühlskontrolle, Fokussierung der Aufmerksamkeit etc.) festgestellt. Das stimmt überein mit den durch die Forscher dargestellten Verbindungen zwischen Kleinhirn und den Teilen des Gehirns, die diese Funktionen kontrollieren (Robinson, Palmer u.a. 2016).

Das Kleinhirn scheint in der Tat eine Art Orchesterleiter zu sein – wegen der einfachen Zellarchitektur seiner

Struktur –, der damit befasst ist, körperliche Empfindungen mit Gefühlen und kognitiven Prozessen zu verknüpfen. Beim Menschen gibt es, verglichen mit anderen Primaten, eine Region, den Vernis cerebelli, dessen unterer Teil einen beträchtlichen Zuwachs an Größe und Anzahl der Zellen aufweist. Heute weiß man, dass all diese Zellen die motorische Planung mit kognitiven sowie affektiven Prozessen zu verbinden ermöglichen, wobei die sensorischen Nervenimpulse eine Art Hin-und-Rückfahrkarte als Schleife zwischen Kleinhirn, dem limbischen System, dem motorischen Gehirn und dem Cortex errichten (Schmahmann 1996).

Das Kleinhirn dient zwar immer schon – bei allen Arten – dazu, komplexe Bewegungen automatisch ablaufen zu lassen; seit Kurzem aber steht es im Zentrum mehrerer Studien, die die einzelnen Arbeitsbereiche des menschlichen Gehirns voneinander abgrenzen wollen. Das betrifft die Herstellung komplizierter Werkzeuge, die Sprache oder auch die Planung von Ereignissen. Seitdem man weiß, dass komplexe Bewegungen beim Menschen automatisch mit den kognitiv-affektiven Netzen verbunden sind, versteht man besser, dass das wiederholte Lernen als Mittel der Wahl angesehen werden kann, um grundsätzlich die Leistung unseres Gehirns zu entwickeln. *Quod erat demonstrandum* – was zu beweisen war. Das Tanzen ist unstreitig wirksamer als eine wiederholte

Körperübung – für all die, die die kognitiven Gehirnfunktionen wiedererlangen oder erhalten wollen, etwa im Alter (Marini, Monaci u.a. 2015).

Mit anderen Worten unterdrücken wir das Potenzial unseres Gehirns, wenn wir unbeweglich bleiben! Auch die Sprache knüpft im Übrigen gerne das Band zwischen mentalen Prozessen und Körperbewegungen. Ausdrücke wie »Schritt für Schritt vorankommen«, »sich im Kreis drehen«, »sich aufraffen«, »den Rhythmus wechseln« , »an Stärke gewinnen«, »sich herauswinden«, »wie auf Eiern gehen« oder »das ist nicht gerade ein Spaziergang« – derartige Wendungen also zeigen sehr schön die Analogie von Denken bzw. geistiger Inspiration mit körperlicher Bewegung.

Die Ärzte und der Tanz

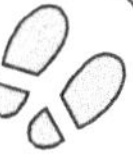

Von allen wissenschaftlichen Disziplinen scheint die Physik sich mehr als andere auf den Tanz zu beziehen, um begriffliche Probleme gemäß einem Prozess zu klären, der schon von Einstein benannt wurde: »Wörter oder Sprache, geschrieben oder gesprochen, scheinen keine Rolle bei meinem Denkvorgang zu spielen. Die psychischen Anteile, die als Grundlagen des Denkens dienen, sind in meinem Fall visueller oder muskulärer Art. Die konventionellen Wörter bzw. andere Zeichen müssen in einem zweiten Stadium sorgfältig erforscht werden ...« (Hadamard 1959, S. 75). Noch heute kommt es vor, dass Ärzte Tänzer hinzuziehen, um physikalische Vorgänge wie die Supraleitfähigkeit (Video unter: www.youtube.com/watch?v=O6sukIsOozk) oder den Begriff der Zeit (Lorenzi Vilma Capocchiani, Michelini, Rossi, Stefanel 2011) zu visualisieren.

Das letzte Element, das die Beherrschung von körperlicher Koordination und die Angst vor einem intellektuellen Begriff einander nahebringt, ist (ausgerechnet) die Freude. Denn es stimmt tatsächlich: Wenn es um die korrekte Ausführung einer kolumbianischen Zumba-Choreografie oder um das Verständnis einer Regel aus der Trigonometrie geht, gibt es diesen gleichen, sehr starken Zufriedenheits-Effekt, wenn man »es geschafft hat«. Die Forschung wird uns zukünftig sagen können, ob die Verbindungen zwischen Kleinhirn und limbischem System erklären, warum intelligente Menschen immer versuchen, die Dinge zu verstehen. In all diesen Fällen ist die Befriedigung, etwas verstanden zu haben – was uns süchtig macht nach Herausforderungen –, eine unserer größten Trumpfkarten als Menschen. Wenn das zutrifft, dann muss man sich tatsächlich bewegen, um sein Gehirn bestmöglich zu nutzen. Wobei immer die Komplexität der Bewegungen und gleichzeitig die wachsende Beherrschung aller Körperregionen gesucht werden sollte!

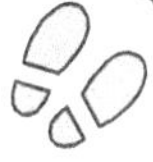

Ein Tanz für die Kreativität: der Paso doble

Kreativität entsteht dann, wenn man neuronale Netze im Gehirn verbindet, die für gewöhnlich nicht zusammen angesprochen werden, bzw. wenn man zuvor unbewusste Gedanken in das Bewusstsein hebt. Man kann derartige »Zäsuren« des Denkens durch körperliche Mittel bewirken, weil das Kleinhirn die sensomotorischen Einflüsse direkt in Verbindung mit unseren kognitiven und emotionalen Netzen bringt. Die Wahl der Körperhaltungen und Gesten, die ausgeführt werden sollen, ist wichtig, denn je weiter man sich von gewohnten Körperhaltungen und Gesten entfernt, desto mehr finden Überkreuzungen verschiedener Einflüsse statt.

Ich werde Ihnen nun einige Schritte aus dem Paso doble nahebringen, um Sie auf diese Weise emotional wacher zu machen. Zu Beginn nehmen Sie bitte eine gleichsam militärische Haltung ein, den Rücken gerade, den Blick nach unten gerichtet, als ob Sie den Boden in fünf Metern Entfernung vor sich betrachten würden, wobei Sie das Kinn leicht zurückziehen.

Halten Sie die Hände mit gestreckten, aneinanderliegenden Fingern, den Daumen im 90-Grad-Winkel von den Fingern abgespreizt. Bewahren Sie diese Handstellung und bilden Sie einen Bogen mit den Armen: die Ellbogen nach hinten gerichtet, die Hände auf Höhe der Hüften, und führen Sie die Arme und Schultern nach hinten, wobei Sie Oberkörper und Hüfte zu einem Bogen leicht nach vorne beugen (vergessen Sie nicht, Ihren Blick zu Boden gerichtet zu halten).

Mit dem rechten Fuß beginnend, führen Sie auf der Stelle Marschschritte aus, wobei Sie kräftig bei den Schritten eins bis acht auf dem Boden auftreten und die Eins betonen. Bei diesem Marsch auf der Stelle führen Sie den durch die Arme gebildeten Bogen immer weiter nach hinten und schieben die Brust nach vorne, beginnen dann wieder mit den Schritten eins bis acht. Denken Sie an die Haltung der Toreros, die diesen Tanz inspiriert hat! Diesen Marschschritt sollte man mehrere Dutzend Mal wiederholen, um die Programmierung im Kleinhirn in allen Einzelheiten der Körperhaltung und der Position der Arme festzuschreiben. In einem nächsten Abschnitt, wenn Ihnen die Armhaltung bereits etwas weniger fremd vorkommt, können Sie Wechselschritte versuchen: Machen Sie mit dem rechten Fuß einen Schritt seitwärts auf Eins, den linken Fuß an den rechten heranziehen bei Zwei, einen weiteren Schritt seitwärts bei Drei und erneut den linken Fuß an den rechten ziehen bei Vier. Dann wieder vier Schritte auf der Stelle marschieren: rechts, links, rechts, links, danach ein Schritt auf der Stelle mit rechts bei Zählzeit Fünf, den linken Fuß nach links führen bei Sechs, den linken Fuß wieder an den rechten führen bei Sieben, dann erneut einen Schritt seitwärts mit dem linken Fuß bei Acht. Danach vier Marschschritte, wobei bei Zählzeit Eins der rechte Fuß neben den linken geführt wird. Achten Sie darauf, während der Wechselschritte die Körperhaltung beizubehalten.

Wenn Sie die Wechselschritte beherrschen, können Sie mit Zickzack-Schritten eine Variation einbauen, wobei eine Drehung, ein »Twist« der Hüfte erfolgt: Führen Sie einen Schritt seitwärts mit dem rechten Fuß bei Zählzeit Eins aus, kreuzen Sie den linken Fuß hinter dem rechten, wobei Sie die Hüfte nach links drehen bei Zwei; rechter Fuß zur Seite bei Drei, linken Fuß vor dem rechten kreuzen bei Vier, wobei die Hüfte nach rechts gedreht wird; rechter Fuß zur Seite bei Fünf; linken Fuß hinter dem rechten kreuzen bei Sechs; rechter Fuß zur Seite bei Sieben; den linken Fuß an den rechten führen bei Acht. Dann vier Marschschritte, dann den Zickzack zurück: dabei den ersten Schritt auf der Stelle mit dem rechten Fuß bei Eins; den linken Fuß seitwärts bei Zwei; rechten Fuß hinter dem linken kreuzen bei Drei, den linken Fuß seitwärts bei Vier; den rechten Fuß vor dem linken kreuzen bei Fünf; den linken Fuß seitwärts bei Sechs; den rechten Fuß hinter dem linken kreuzen bei Sieben; den linken Fuß seitwärts führen bei Acht. Danach wieder vier Marschschritte auf der Stelle, wobei beim ersten Schritt der rechte Fuß an den linken geführt wird.

Ein Anschauungsvideo finden Sie hier: www.youtube.com/watch?v=7kBoQdBtPh4.

Fußstellung beim Zickzack

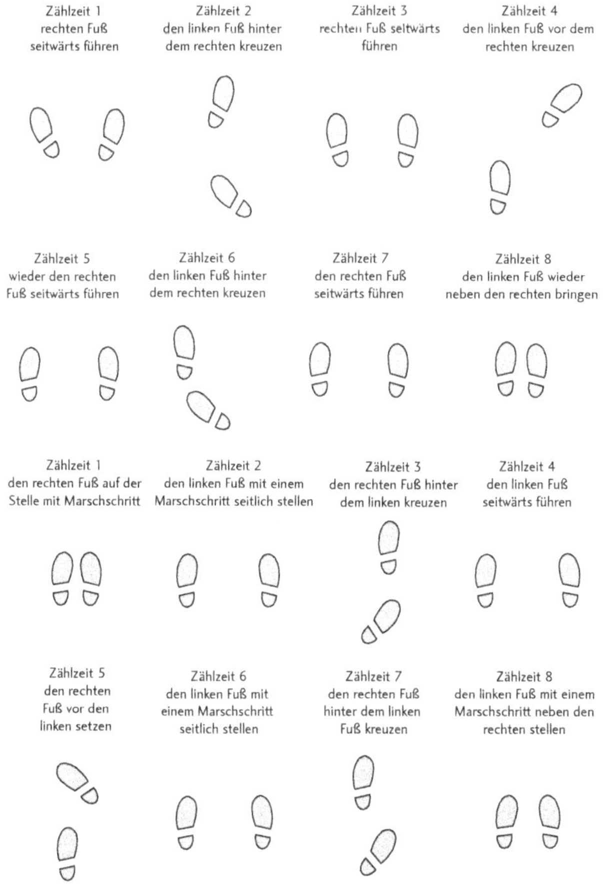

Zählzeit 1
rechten Fuß seitwärts führen

Zählzeit 2
den linken Fuß hinter dem rechten kreuzen

Zählzeit 3
rechten Fuß seitwärts führen

Zählzeit 4
den linken Fuß vor dem rechten kreuzen

Zählzeit 5
wieder den rechten Fuß seitwärts führen

Zählzeit 6
den linken Fuß hinter dem rechten kreuzen

Zählzeit 7
den rechten Fuß seitwärts führen

Zählzeit 8
den linken Fuß wieder neben den rechten bringen

Zählzeit 1
den rechten Fuß auf der Stelle mit Marschschritt

Zählzeit 2
den linken Fuß mit einem Marschschritt seitlich stellen

Zählzeit 3
den rechten Fuß hinter dem linken kreuzen

Zählzeit 4
den linken Fuß seitwärts führen

Zählzeit 5
den rechten Fuß vor den linken setzen

Zählzeit 6
den linken Fuß mit einem Marschschritt seitlich stellen

Zählzeit 7
den rechten Fuß hinter dem linken Fuß kreuzen

Zählzeit 8
den linken Fuß mit einem Marschschritt neben den rechten stellen

Tanzlehrerbericht

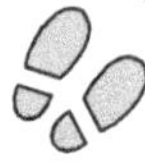

»Man kann nicht Rad fahren, ohne es gelernt zu haben, aber viele Menschen wollen tanzen können, ohne vorher geübt zu haben: Sie wollen nur schauen, ohne es zu lernen. Als Tanzlehrer weiß man, dass sie es nicht schaffen werden, wenn sie es probieren, weil man einfach mehrere Versuche braucht, bis man Fortschritte macht; die richtige Bewegung stellt sich nach ein paar Stunden, Monaten oder sogar erst nach Jahren ein. Man sollte nicht tanzen können wollen, ehe man zu tanzen beginnt; man muss üben, so viel wie möglich, auch am Anfang, wenn man noch nicht viel kann. Wenn man erst einmal angefangen hat, hat man eine Grundlage, einen Ausgangspunkt, und man sieht, wie viel man gedanklich vorwegnehmen muss, um sich zu entwickeln und Fortschritte zu machen. Kurz, man muss schon irgendwo anfangen, und das bloße Zuschauen reicht nicht, um tanzen zu lernen.«

Adrien Caby

Die Gedanken des Körpers

Wenn Bewegung Veränderungen in unserem Kleinhirn und unserer Denkweise hervorruft, trifft auch das Gegenteil zu: Unsere Gedanken manifestieren sich in unserem Körper. Die Körpersprache wird zu Recht als eine Art unfreiwillige Offenbarung unserer (geheimen) Gedanken angesehen. Man kann an ihr ablesen, was jemand wirklich denkt. So werden die kleinsten Gesten politischer Führer bei internationalen Gipfeltreffen sorgfältig erforscht. Die Festigkeit des Händedrucks, der Schlag auf den Rücken, das Überschlagen der Beine – alles wird beachtet. Doch die Interaktionen von Denken und Bewegung gehen noch viel weiter, als man gewöhnlich annimmt.

Wir haben gesehen, dass Körper und Gehirn ein Ganzes bilden. Sie funktionieren im Zusammenhang, mit einem unaufhörlichen Hin und Her an Informationen, und sind daher untrennbar. So scheint es logisch zu sein, dass die Körperhaltung direkt mit den kognitiven und emotionalen Netzen verbunden ist. Man kann nicht allein die Gedanken eines anderen lesen, wenn man seinen Körper beobachtet, man kann auch seine zerebralen Prozesse verändern, indem man an seinem Körper arbeitet!

Gefühle bis in die Muskeln spüren

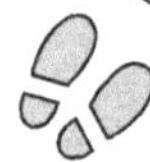

Die Arbeiten von Darwin haben gezeigt, bis zu welchem Punkt das Ablesen von Gefühlen an Körperhaltungen ein universelles Phänomen ist. Gleichgültig, ob wir Asiaten, Europäer oder Afrikaner sind: Menschen drücken Angst, Freude, Erstaunen etc. sichtbar aus. Das ist nicht weiter erstaunlich, wenn man bedenkt, bis zu welchem Punkt die Mitteilung dessen, was man fühlt, lebensnotwendig ist, wenn eine Gruppe beispielsweise einer Gefahr oder einem Rivalen ausgesetzt ist. Wir stehen erst am Anfang unserer Entdeckungen zu diesem Thema, weil erst im Jahr 2014 eine Art »Muskulografie« der Gefühle aufgestellt wurde, die exakt zeigt, welche Muskeln in diesem oder jenem Fall aktiv sind (Huis In 't Veld, van Boxtel u.a. 2014). Im Fall der Gesichtsmuskeln weiß man, dass beim Lächeln oder Stirnrunzeln dieselben Muskeln benutzt werden; das gilt auch für die übrigen Körpermuskeln. So sind etwa, wenn wir wütend sind, unsere Unterarm-Muskeln stark angespannt (bei Angst sind sie es weniger), während unsere Wadenmuskeln im Angstfall erregter sind (aber weniger stark und rasch, wenn wir wütend sind). Ist man bewegt, bewirkt die neuronale Aktivität, die diese emotionale Empfindung hervorruft, eine typische Muskelaktivierung; und es sind diese Aktivierungs-*Muster*, die die unmittelbar erkennbaren Änderungen in der Körperhaltung bewirken. Fügen wir noch hinzu, wenn wir an die Gegenwirkung der Muskelrezeptoren auf das Gehirn denken, dass dann unsere Körperhaltung ihrerseits zu unserem emotionalen Erlebnis beiträgt. Der Kreis schließt sich!

Frage: Was war zuerst da, die Gefühle oder die körperlichen Reaktionen? Anders gefragt: Läuft man, weil man Angst hat, oder, wie William James (James 1994) meinte, hat man Angst, weil man läuft? Beide Vorgänge sind in der Tat untrennbar, was auch dem gesunden Menschenverstand entspricht. Denn wozu soll es gut sein zu laufen, wenn man nicht weiß, warum man läuft? Und wie sinnvoll ist es, Angst zu haben, wenn man der Gefahr nicht entkommen kann? Das Entstehen verschiedener Reaktionen (verhaltensmäßig, emotional, muskulär, hormonell) angesichts einer Gefahr geschieht gleichzeitig und automatisch. Wir haben gesehen, dass die Programmierung von Bewegungen in unserem Kleinhirn in direkter Beziehung zu unseren kognitiven und emotionalen Vorgängen steht, und zwar derart, dass unsere Gefühle sich in der Kontraktion unserer Muskeln wiederfinden. Vom Standpunkt der Evolution aus betrachtet: Wenn dies geeignet ist, die bestmögliche Reaktion auf eine gegebene Situation zu bewirken, dann ist es logisch, dass das Ensemble Körper-Gehirn sich wie eine einzige Entität anfühlt und ausdrückt, da wir auf die Umgebung durch einander ergänzende mentale und körperliche Haltungen reagieren. Infolgedessen muss nicht bedacht werden, dass der eine Bereich führt und der andere folgt; sie funktionieren gemeinsam wie die Mechanik einer Uhr mit ihren Zahnrädern.

Die Handlungen unseres Körpers und die Empfindungen im Gehirn sind nicht voneinander zu trennen. Bevor man etwa zum Angriff übergeht (bei Aggressionen, bei einer sportlichen Taktik), wird die psychische Motivierung deshalb von einer entsprechenden Vorbereitung des Körpers begleitet: Man pumpt die Brust auf, stellt die Beine fest auf den Boden und streckt das Rückgrat. Ähnlich wird das Gefühl der Zuneigung zu jemandem, der weint, unbewusst von Gesten wie dem Sich-Hinkauern begleitet, um mit der betreffenden Person auf gleicher Höhe zu sein, die Arme zu beugen und ihr den Rücken zu streicheln. Wir haben überhaupt keine Wahlmöglichkeit: Die Haltung bei einer bestimmten Emotion geht typischerweise mit einer entsprechenden Empfindung einher.

Schon das Denken von Kleinkindern kann man an ihren Gesten ablesen

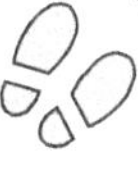

Sogar bei Kleinkindern im Alter bis zu gerade einmal zwei Jahren kann man zum Beispiel ein Gefühl der Zufriedenheit in ihrer Körpersprache lesen. So hat man bemerkt, dass die Kinder sich aufrichteten, nachdem sie einem kleinen Freund geholfen hatten, seine Ziele zu erreichen; je größer die Kinder waren, desto größer war auch ihre Streckung. Diese Veränderung in der Körperhaltung war das äußere Anzeichen für ihr Gefühl des Stolzes und der Zufriedenheit, weil sie hatten helfen können. Ein kleines Extra zu dieser Erfahrung: Die Forscher haben außerdem herausgefunden, dass der Grad an Zufriedenheit, nachdem die Kinder ihren Freunden geholfen hatten, dem glich, den sie zeigten, nachdem sie selbst ihre Ziele erreicht hatten, was durchaus eine Ermutigung im Hinblick auf die menschliche Natur ist (Hepach, Vaish u.a. 2017).

Das Denken und die Hormone

Unsere Körperhaltung ist erkennbar und zudem das eindeutigste Zeichen für unsere innere Befindlichkeit. Aber das kommt auch bei vielen anderen und sehr konkreten Gegebenheiten in unserem Innern vor, die mit dem übereinstimmen, was man von außen sieht. Nimmt man das Bild der Zahnräder für den Mechanismus von Körper und Gehirn wieder auf, so muss man es sich auch für die emotionalen Zentren vorstellen, für die Aktivierung der Muskeln; und man fügt weitere Zahnräder hinzu, wenn es um die gesamte Körperstruktur geht – die Blutzirkulation, Verdauung, Immunabwehr, Reproduktion. Wenn ein Ereignis diesen Mechanismus aktiviert – beispielsweise der Anblick eines Hais im Wasser oder andererseits das erste Mal, dass man einen geliebten Menschen trifft –, drehen sich sämtliche Räder gemeinsam. Die Haltung des Körpers ist mit unseren Gefühlen verbunden, jedoch auch mit einer Art komplexen, inneren »Wetterbericht«, in den die Hormone, Enzyme, Zytokine, Myokine, die Wachstumsfaktoren etc. eingreifen. Manche typischen Haltungen bewirken eine Veränderung dieses inneren Milieus, vor allem über die Freisetzung von Hormonen wie Testosteron und von Corticosteroiden. Was wiederum erklärt, dass eine Körperhaltung in pathologischen Mangelerscheinungen münden kann; wie bei Tierversuchen, bei denen man Stress induziert, indem man die Tiere zwingt, in einer gegebenen Position zu verharren, mitsamt den Auswirkungen auf ihr Verhalten und dem Entstehen von Geschwüren (Hayashi, Ikematsu u.a. 2014); oder, ganz im Gegenteil, indem man Gutes tut, will sagen: zur Heilung beiträgt – daher zum Beispiel die therapeutischen Wirkungen bestimmter Haltungen im Yoga oder beim Pilates (Bhavanani, Madanmohan u.a. 2012).

Wie sich Hormone verhalten

Die Ergebnisse einer Studie wurden durch einen TED-Talk sehr populär – mehr als 43 Millionen Mal wurde der Mitschnitt des Talks angeklickt. Amy Cuddy berichtet dort, wie die Menschen, die eine Siegeshaltung einnahmen, als sie die Arme in die Luft warfen (Öffnung des Körpers, eine »expansive« Haltung), spürten, wie vermehrt Testosteron freigesetzt wurde, was wiederum ein wachsendes Gefühl von Kampfbereitschaft und Erfolg nach sich zog, während die, die die Haltung einer Niederlage einnahmen, mit gekreuzten Armen und gekrümmtem Rücken (Abschließen des Körpers), vor allem Corticosteroide freisetzten, also Stresshormone (Cuddy, Wilmuth u.a. 2015).

Immer mehr Ergebnisse belegen, dass die Funktionen von Gehirn und Körper nicht hierarchisch ablaufen, sondern unlöslich miteinander verbunden sind. Dem eigenen Körper eine Haltung aufzuzwingen verändert den Hormonspiegel, aber auch die intellektuellen Fähigkeiten. So konnte beispielsweise gezeigt werden, dass man Puzzles sehr viel schneller legen kann, wenn man auf dem Rücken ausgestreckt liegt (Lipnicki und Byrne 2005). Lässt man jemanden fünf Minuten lang eine für alte Menschen charakteristische gebeugte Haltung einnehmen, bemerkt man, dass dieser Mensch, ohne sich dessen bewusst zu sein, anschließend weniger schnell als gewohnt geht. Ebenfalls konnte man bei Menschen, die vom Schlaf abgehalten wurden, einen erhöhten Wachsamkeitszustand beobachten, wenn man sie bat, sich aufrecht hinzustellen (Caldwell, Prazinko u.a. 2003).

Die unehrliche Ergonomie

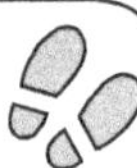

Manchmal nimmt man eine Position oder eine Körperhaltung nicht freiwillig ein, sondern weil unsere Umgebung sie uns aufzwingt. Das bleibt nicht ohne Konsequenzen für unsere Verhaltensweise und unsere Gefühle! Forscher haben gezeigt, dass Menschen, die man im Experiment eine offene und legere Körperhaltung hat einnehmen lassen, bald betrogen, stahlen oder Autounfälle provozierten. Es gab also eine Verbindung zwischen diesen Verhaltensweisen und einem verstärkten Gefühl von Macht, hervorgerufen durch die eingenommene Körperhaltung (Yap, Wazlawek u.a. 2013). Dieselben Forscher haben berichtet, dass sie in den Straßen New Yorks eine größere Anzahl von illegal geparkten Autos bei den Wagen mit größeren und tieferen Sitzen gefunden haben als bei denen mit engen, kleinen Sitzen. Wenn wir es uns in unseren großen Autos so bequem machen können, haben wir ein derartiges Gefühl der Überlegenheit, dass wir uns die Freiheit nehmen, den Wagen wer weiß wie zu parken.

All diese Ergebnisse, die die Wirkung unserer Körperhaltung auf unser Verhalten und unsere Laune beschreiben, lassen uns über die Sportarten nachdenken, die mit wiederholten Bewegungen verbunden sind. Wenn man Jogger in den Straßen der Stadt laufen sieht, zeigen der Rhythmus ihrer Schritte, ihre Geschwindigkeit und ihre Bewegungen sehr oft, dass sie von ihrer Anstrengung nicht gerade profitieren. Man sollte lernen, mehr den unmittelbaren Auswirkungen einer Tätigkeit auf die Stimmung zu vertrauen und zu spüren, wie sich diese Tätigkeit auf die Motivation und das Gefühl der Entspannung auswirkt. Denn diese Auswirkungen sind mit allerhand weiteren, unsichtbaren Reaktionen in unserem Körper harmonisch verbunden.

Tanzen, um auf das Gehirn einzuwirken

Wie wir zu Beginn erwähnten, ist das Tanzen ohne jeden Zweifel eine der am meisten stimulierenden Sportarten. Das Tanzen verfügt über mindestens drei Wege, auf Körper und Gehirn einzuwirken:

- durch die Koordinierung komplexer Bewegungen: Tanzen stimuliert die Programmierung neuer neuronaler Netze im Kleinhirn, das seinerseits verschiedene Hirnregionen anregt. Diese Art des Tanzes schließt das Erlernen von Figuren mit ein und kann alleine, in der Reihe, zu zweit, im Viereck etc. ausgeübt werden.
- durch die Ausführung bestimmter Haltungen: Tanzen wirkt auf unser inneres Milieu und unseren Gehirnzustand ein. Von diesem Standpunkt aus bieten die Gesellschaftstänze eine verführerische Vielzahl an möglichen Körperhaltungen: Sie können unnahbar und stolz sein mit dem Paso doble, frech mit dem Cha-Cha-Cha, sinnlich mit einer Rumba und romantisch mit dem Walzer. Andere Tänze wie der Hip-Hop,

Disco, der Merengue, die Salsa oder der Swing bringen andere Haltungen und andere Interaktionen hervor! Sie helfen dabei, sich zu entspannen, die Dinge von einer positiveren Seite zu sehen, sich zu beruhigen, zu begeistern oder ganz einfach zu lachen.
- durch den freien Selbstausdruck: Durch das Tanzen lernen wir, körperlich auszudrücken, was wir beim Klang der Musik spüren. Dieses Mal gibt es keine komplexen Bewegungen zu lernen, man spürt nicht die durch die auferlegte Haltung bewirkten Effekte, sondern drückt sich frei durch die Bewegungen des Körpers aus, was weitere positive Wirkungen nach sich zieht.

Wir werden in den folgenden Kapiteln noch einmal von der Bedeutung des Rhythmus der Bewegungen sprechen, die bei bestimmten pathologischen Gegebenheiten oder zur Entwicklung sozialer Bindungen wichtig sind. Im weiteren Sinne ist der Tanz, wenn man all seine Eigenheiten bedenkt, ein gutes Mittel, um dem Körper zu helfen, mit dem Gehirn zu kommunizieren. Diese »Kommunikation« hat zahlreiche Auswirkungen auf die intellektuelle Entfaltung, kann jedoch auch Krankheiten vorbeugen oder sie heilen; es kann die Auswirkungen des Alterns verlangsamen, persönliche Beziehungen besser handhaben lassen, sich positiv auf das Gewicht und die Figur auswirken. Und niemand kann sagen, das Tanzen wäre nichts für ihn, weil es für jeden von uns einen bestimmten Tanz gibt!

Tanz für die gute Stimmung: Rock

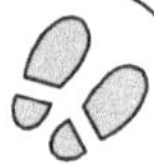

Der Rock ist der Tanz, der Spaß macht. Das kräftige Stampfen mit den Füßen auf den Boden, während man das Körpergewicht vollständig und schnell von einem auf das andere Bein verlagert und die Beinmuskeln anspannt, sowie das Tempo der Schritte während des Wechselschritts verursachen sensomotorische Reize an den Fußsohlen, die Energie und Begeisterung auslösen. Der Grundschritt ist jeweils anders für die Person, die führt bzw. geführt wird; und zwar deshalb, weil die beiden Tänzer einander gegenüberstehen. (Anmerkung 1: Wir werden die Schritte getrennt lernen, um Sie auf den Tag vorzubereiten, an dem Sie zu zweit tanzen. Anmerkung 2: Nichts hindert Sie, beide Rollen zu lernen.)

Die Person, die geführt wird

Sie stehen aufrecht, beide Füße sind eng beieinander. Das rechte Bein beugen, dann den rechten Fuß schräg hinter die Ferse des linken Fußes setzen (Zählzeit 1), wobei zunächst die Spitze, dann die Ferse aufgesetzt wird, danach das gesamte Körpergewicht, ehe die Hüfte nach rechts ausschwingt. Das linke Bein während der Auswärtsbewegung der rechten Hüfte wie natürlich beugen, wobei die linke Ferse leicht vom Boden abgehoben wird; danach die linke Fußsohle; dann wird der linke Fuß wieder aufgesetzt, zunächst die Spitze, dann die Ferse, dann das gesamte Körpergewicht, ehe die Hüfte nach links schwingt (Zählzeit 2).

Jetzt ist Ihr rechter Fuß frei, ohne Körpergewicht; setzen Sie ihn in ca. 20 Zentimetern Entfernung rechts vom linken Fuß mit der Spitze auf, wobei das rechte Knie gebeugt ist. Führen Sie den linken Fuß seitlich zum rechten, beide Füße immer auf der Fußspitze, beide Knie gebeugt (die beiden Schritte bilden jeweils eine halbe Zählzeit, also brauchen sie halb so viel Zeit wie die anderen, was erklärt, warum man »3 und« zählt). Nun den rechten Fuß zur Seite schieben (ca. 30 Zentimeter weit), mit Spitze und Ferse, und ihn flach aufstellen, dann den Körper strecken, ehe die Hüfte nach rechts schwingt (Zählzeit 4). Jetzt ist Ihr linker Fuß frei; führen Sie ihn nach links (ca. 20 Zentimeter) vom rechten Fuß auf der Spitze, ziehen Sie den rechten Fuß neben den linken, beide Füße bleiben auf der Spitze, beide Knie gebeugt (auch diese beiden Schritte bilden jeweils eine halbe Zählzeit, brauchen also halb so viel Zeit wie die anderen, sodass man »5 und« zählt). Dann setzen Sie den linken Fuß seitlich (in ca. 30 Zentimetern Entfernung) mit Spitze und Ferse, um ihn dann flach aufzustellen und das Gewicht zu verlagern, ehe die Hüfte nach links schwingt (Zählzeit 6).

Die Person, die führt

Stehen Sie aufrecht, die Füße eng zusammen. Beugen Sie das linke Bein und führen Sie den linken Fuß schräg hinter die Ferse des rechten Fußes, wobei Sie zunächst die Spitze, dann die Ferse aufsetzen, danach das ganze Körpergewicht; nun lassen Sie die Hüfte nach links schwingen (Zählzeit 1). Das rechte Bein wie natürlich beugen, während die linke Hüfte ausgestellt wird, wobei erst die rechte Ferse, dann die rechte Spitze leicht angehoben wird, ehe der rechte Fuß zunächst mit der Spitze, dann der Ferse aufgesetzt wird, danach das ganze Körpergewicht, um nun die Hüfte nach rechts schwingen zu lassen (Zählzeit 2). Jetzt ist Ihr linker Fuß frei und ohne Körpergewicht: Stellen Sie ihn auf die Spitze in ca. 20 Zentimetern Entfernung links vom rechten Fuß auf, wobei das Knie gebeugt ist. Dann führen Sie den rechten Fuß heran, immer mit beiden Füßen auf der Spitze und beide Knie gebeugt (diese beiden Schritte bilden jeweils eine halbe Zählzeit, brauchen also halb so viel Zeit wie die anderen, was erklärt, dass man »3 und« zählt). Jetzt schieben Sie den linken Fuß zur Seite (in ca. 30 Zentimetern Entfernung), wobei erst Spitze, dann Ferse aufgesetzt werden (nun steht der Fuß flach auf); verlagern Sie das Körpergewicht nach oben, ehe die Hüfte nach links schwingt (Zählzeit 4). Ihr rechter Fuß ist jetzt frei; setzen Sie ihn rechts (in ca. 20 Zentimetern Entfernung) von Ihrem linken Fuß auf die Spitze, das Knie gebeugt, danach führen Sie den linken Fuß zurück, beide Füße auf der Spitze, die Knie gebeugt (auch diese beiden Schritte bilden jeweils eine halbe Zählzeit, brauchen also halb so viel Zeit wie die anderen, sodass man »5 und« zählt); danach schieben Sie den rechten Fuß zur Seite (in ca. 30 Zentimetern Entfernung), wobei erst Spitze, dann Ferse aufgesetzt werden (damit endet dieser Schritt flach), übertragen Sie das ganze Körpergewicht auf den rechten Fuß, ehe die Hüfte nach rechts schwingt (Zählzeit 6).

Link zum Anschauungsvideo: www.youtube.com/watch?v=soQQvOonj0I.

Die Schritte für die Person, die geführt wird (mit geschlossenen Füßen beginnen)

Zählzeit 1	Zählzeit 2	Halbe Zählzeit 3	Halbe Zählzeit »und«
den rechten Fuß direkt hinter den linken setzen, dann das Körpergewicht nach hinten verlagern	das Körpergewicht auf den linken Fuß rückverlagern, ohne die Fußstellung zu ändern	den rechten Fuß seitlich (ca. 20 Zentimeter) auf die Fußspitze setzen	den linken Fuß auf der Spitze heranführen

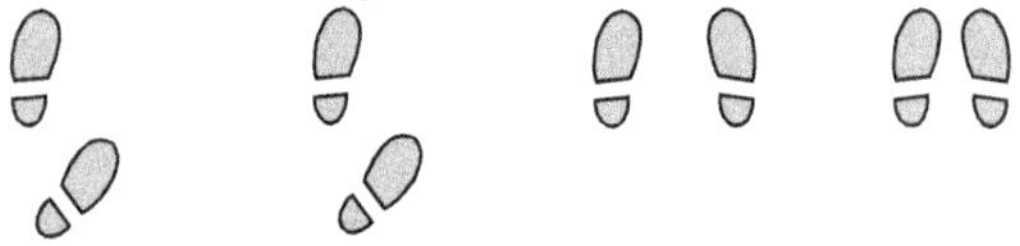

Zählzeit 4	Halbe Zählzeit 5	Halbe Zählzeit »und«	Zählzeit 6
den rechten Fuß weiter nach rechts schieben (flach aufsetzen), den linken Fuß heben	den linken Fuß heben und ihn in 20 Zentimetern Entfernung nach rechts auf die Spitze setzen	den rechten Fuß an den linken führen, beide Füße auf der Spitze	den linken Fuß weiter nach links schieben (flach aufsetzen)

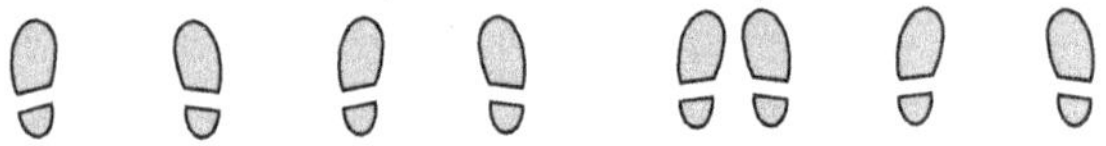

Die Schritte für die Person, die führt (mit geschlossenen Füßen beginnen)

Zählzeit 1	Zählzeit 2	Halbe Zählzeit 3	Halbe Zählzeit »und«
den linken Fuß direkt hinter den rechten setzen, danach das Körpergewicht nach hinten verlagern	das Gewicht auf den rechten Fuß rückverlagern, ohne die Fußstellung zu verändern	den linken Fuß zur Seite führen (ca. 20 Zentimeter Entfernung), auf die Spitze setzen	den rechten Fuß an den linken heranführen, beide Füße auf der Spitze

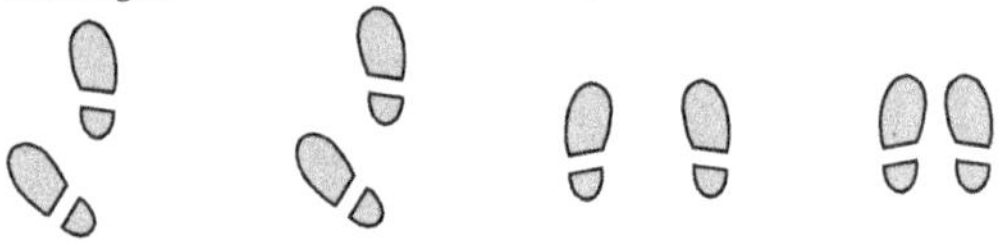

Zählzeit 4	Halbe Zählzeit 5	Halbe Zählzeit »und«	Zählzeit 6
den linken Fuß weiter nach links schieben (und flach aufsetzen), dann den rechten Fuß anheben	den rechten Fuß heben und 20 Zentimeter vom linken Fuß aufsetzen	den linken Fuß an den rechten heranführen	den rechten Fuß weiter nach rechts schieben

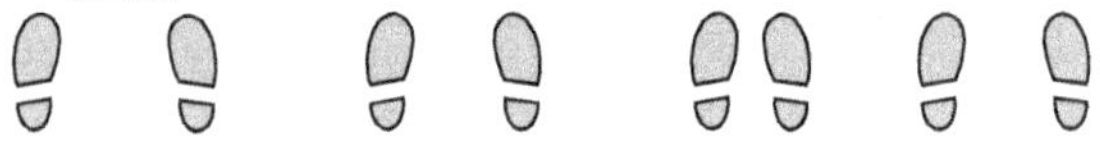

Tanzlehrerbericht

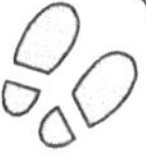

»Jeder Tanzlehrer hat mir unterschiedliche Dinge für den szenischen Tanz beigebracht, den man als Zuschauer ja aus der Entfernung sieht – viel Selbstvertrauen, was den einen von ihnen anging; er ließ mich die Gesten für den Wettbewerb erarbeiten. Ich musste also große Gesten mit dem Arm ausführen, mit den Hüften; es sollte alles sehr visuell wirken, irgendwie hemmungsloser. Mein Lehrer hat mir diese Rolle aufgedrängt, gab die Richtlinien vor, danach verriet er mir noch ein paar Tricks – und dann lag es an mir, das alles zu entwickeln, auf meine Art, so wie ich es wollte bzw. bis dahin, wo ich es wollte.

Oft drückt man im Tanz sehr übertriebene Gefühle aus; und ich habe tatsächlich gespürt, was ich durch meine Bewegungen ausdrückte. Das Aufbauen von Selbstvertrauen ist in großem Ausmaß der Weite der Bewegungen geschuldet – man muss große Bewegungen machen, um sich bei den Wertungsrichtern bemerkbar zu machen, und diese Bewegungen haben das geformt, was ich heute bin. Das geht noch heute so weiter. Zu Beginn hält man sich gerade, um Fortschritte zu machen, um den Anweisungen zu folgen, und dann fügt man jeden Tag im Leben Bewegungen hinzu – hält sich nicht mehr schief, lässt sich nicht mehr gehen, muss sich nicht mehr zeigen … und das durchzieht schließlich die gesamte Persönlichkeit.«

Adrian Caby

KAPITEL 2

TANZEN, UM ZU VERFÜHREN, ABER AUCH, UM BESSER ZU ARBEITEN

Tänze und Riten im modernen Leben

»Es ist das Herz, das fürchtet zu zerbrechen,
das niemals tanzen lernt.«

Xiaolu Guo

Hat man erst einmal begriffen, dass der Körper zum emotionalen Empfinden beiträgt sowie zur Kommunikation dieses Empfindens in die eigene Umgebung, findet man sehr schnell praktische Anwendungsmöglichkeiten im Privatleben – etwa wenn man Paaren das Rock-Tanzen verordnet, um eine Scheidung zu vermeiden; wenn Manager mit ihren Teams eine Macarena tanzen sollen; oder ein gut geführter Tango eingesetzt wird, um Ehemann und Schwiegermutter zu versöhnen; eine Salsa, um die Exzesse der Jugend zu überwinden …

Immer sind es die Männer …

Tanzen war und ist Bestandteil menschlicher Kulturen in Vergangenheit und Gegenwart, doch erst seit wenigen Jahren hat man besser verstanden, warum wir das Tanzen brauchen! So hat man herausgefunden, dass das gemeinsame Verrichten synchroner Bewegungen den Zusammenhalt der Tänzer untereinander stärkt. In einem Experiment, das an der Universität Harvard durchgeführt wurde, wollten die Forscher herausfinden, ob nach einer gemeinsamen rhythmischen Übung mit Kriminellen das

Urteil über sie weniger streng ausfiele (Valdesolo und Desteno 2011). Tatsächlich empfanden die Teilnehmer nach den Übungen die Kriminellen als ihnen selbst »ähnlich«, zeigten ihnen gegenüber auch mehr Mitgefühl und Nächstenliebe. In einem weiteren Experiment wurde das Gefühl der Nähe von Menschen untereinander verglichen, die gemeinsam synchron oder asynchron tanzten. Diejenigen, die synchron tanzten, hielten sich für sozial fester verbunden als die anderen. Beim Versuch, die hinter dieser Wirkung verborgenen Mechanismen zu verstehen, konnten die Forscher außerdem zeigen, dass die synchron tanzenden Teilnehmer einen schmerzhaften Reiz weniger stark empfanden als die asynchron Tanzenden. Die gemeinsame Bewegung bewirkte die Freisetzung von Endorphinen, die im Gehirn zum Gefühl der sozialen Nähe beitrugen (Tarr, Launay u.a. 2016).

Außer den hormonellen Auswirkungen sollten hier auch die Spiegelneurone erwähnt werden. Ihre Entdeckung ist, wie die Legende besagt, wohl eher einem glücklichen Zufall zu verdanken, trotzdem hat sie unser Verständnis des sozialen Gehirns vorangebracht (Rizzolatti, Fadiga u.a. 1996). Die Legende berichtet, dass Professor Rizzolatti und seine Kollegen im Begriff sind, die elektrische Aktivität im prämotorischen Cortex eines Affen zu messen, der einen Gegenstand gepackt hat; danach machen sie eine Pause. Während dieser Pause nimmt einer der Forscher den Gegenstand, mit dem der Affe hantiert hat, um ihn wegzuräumen, und da stellt er eine weitere neuronale Entladung fest, als hätte der Affe selbst diesen Gegenstand ein weiteres Mal in die Hand genommen. Die Schlussfolgerung ist bekannt: In unserem Gehirn haben wir Nervenzellen, die uns die Handlungen anderer erleben lassen, als wären es unsere eigenen, was uns die Möglichkeit gibt, uns an die Stelle des anderen zu versetzen.

Diese Entdeckung steht am Anfang zahlreicher Arbeiten zur Empathie, weil sich die Nervenzellen meines eigenen prämotorischen Cortex entladen, wenn ich einen anderen Menschen bei einer Handlung sehe, als würde ich die Handlung selbst ausführen; somit habe ich das gleiche Gefühl, das die Handlung des anderen begleitet: Die neuronalen Netze, die für das Kognitive und Emotionale zuständig sind, werden auch bei mir aktiv. Und deshalb übernimmt man, wenn man sich auf die Person konzentriert, die einem gegenübersteht, oft unbewusst die gleiche Haltung wie diese Person: Sitzt sie zusammengekrümmt in ihrem Sessel, aktiviere ich unbewusst und automatisch die Spiegelneurone meines prämotorischen Cortex, als säße ich ähnlich gekrümmt. Da es aber Verbindungen zwischen motorischen Nervenzellen und emotionalen Netzen gibt, werde ich gleichzeitig auch die emotionale Erfahrung meines Gegenübers teilen können. Diese Veränderung des emotionalen Zustands zieht das Einnehmen einer entsprechenden Haltung nach sich, und so werde ich mich meinerseits ebenfalls gekrümmt in den Sessel setzen. Meine Körperhaltung und meine Gefühle sind nun ein Spiegel derjenigen meines Gesprächspartners: Ich bin mit ihm empathisch verbunden.

Stellen Sie sich nun den Reichtum an Gefühlen vor, während man synchron mit anderen Menschen tanzt! Wir alle verspüren das gleiche Gefühl, das mit unserer Haltung und unseren Bewegungen verbunden ist; wir erfahren alle die Freisetzung des gleichen Hormon-Cocktails, der durch unsere Körperhaltung ausgelöst wurde. Außer der Harmonie im Geist, die uns erfüllt, lesen wir unbewusst die Körper um uns herum und sind sehr beruhigt: Wir haben alle die gleichen Empfindungen und hormonalen Veränderungen; immer mehr kommen wir uns in der gleichen Geistesverfassung einander näher. Es gibt nur wenige gleichwertige Situationen innerhalb einer Gruppe von Menschen ohne vorherige zwischenmenschliche Verbindungen. Man muss sich nicht verteidigen, wie es für gewöhnlich in ähnlichen Situationen der Fall ist, wenn man auf Zeichen einer äußerlichen Gefahr lauert, die unsere Stellung in der Hierarchie, unsere Ressourcen (Nahrung, materielle Güter), unseren Sexualpartner oder die Sicherheit unserer Kinder bedroht. Ganz im Gegenteil: Das synchrone Tanzen ermöglicht allen Menschen, eine kurze Atempause einzulegen und sich zu entspannen, wobei zusätzlich ein Gefühl der Zugehörigkeit aufkommt. So erstaunt es nach ein wenig Nachdenken nicht weiter, dass bei vielen Gruppenzeremonien getanzt wird ...

Der Tanz der Gruppenharmonie

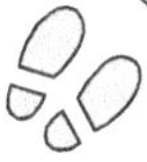

Man stellt sich im Kreis auf, idealerweise in Gruppen zu vier bis acht Personen; wenn die Gruppe nur aus zwei Personen besteht, stellt man sich einander gegenüber auf. Man steht eng beieinander, die Beine schulterbreit leicht gespreizt. Man bestimmt denjenigen, der anfängt (vielleicht, weil er der Jüngste der Gruppe ist); diese Person gibt den Rhythmus vor und zählt eins, zwei, drei, vier, wobei bei der ersten Zählzeit laut in die Hände geklatscht, dann bei zwei, drei, vier mit der Hand leicht auf den Schenkel geschlagen wird; das gilt für die ganze Gruppe. Derjenige, der anfängt, gibt zweimal vier Zählzeiten vor, um seine Idee deutlich zu machen, wobei er irgendeinen Körperteil einsetzt, der ihm einfällt, und dabei auf den Rhythmus achtet. Nach Abschluss der zweimal vier Zählzeiten übernimmt die Person zu seiner Rechten diese Rolle und benutzt gleichfalls die zweimal vier Zählzeiten, um sich auszudrücken. Und das geht so durch den gesamten Kreis der Teilnehmer.

Haben sich alle im Kreis auf diese Weise ausgedrückt, beginnt man von vorne, jedoch mit einer Änderung: Dieses Mal muss jeder Teilnehmer die Bewegungen nachahmen, die die Person zu seiner Rechten beim ersten Durchgang ausgeführt hat (daher muss man genau darauf achten, was die anderen machen, vor allem die Person direkt nach Ihnen). So fährt man mit ebenso vielen Runden (plus einer zusätzlichen) fort, wie sich Personen in der Runde befinden. Am Ende hat auf diese Weise jeder die Bewegungen jedes Tänzers (mehr oder weniger genau) übernommen, und jeder wird seine eigenen Bewegungen so aufgenommen haben, wie sie allmählich und unvermeidlich durch die Mitglieder des Kreises verändert worden sind.

Tanzen als Gespräch unter Paaren

Alle Welt kennt dieses dem amerikanischen Dichter Robert Frost zugeschriebene Zitat über das Leben auf dem Land in Neu-England: »Tanz ist vertikaler Ausdruck eines horizontalen Verlangens …« sowie den Zusatz von George Bernard Shaw, des irischen Literatur-Nobelpreisträgers: »... durch Musik legalisiert.« Tatsächlich gilt der Tanz oft als Ersatz für den Sexualakt. Im Gegensatz zu Frost und Shaw würde ich eher die Annäherung über Liebe, Freundschaft, Empathie und das Gespür für die Gruppe betonen. Und zwar aus wissenschaftlichen Gründen; doch sehen Sie selbst.

Beobachtet man die Evolution des Gehirns in der Welt der Lebewesen, bemerkt man einen Bruch zwischen den Arten, die sich zur Reproduktion paarweise zusammentun, also den monogamen Arten, und den anderen. Es sind die Monogamen, die die größten Gehirne haben. Man bedenke außerdem, dass man unter den monogamen Primaten auch noch eine Korrelation zwischen Größe des Gehirns und der Größe der sozialen Gruppe feststellen kann: Je intensiver die Gemeinschaft von Individuen ist, desto mehr wächst das Gehirnvolumen an (Dunbar 2009).

Auch wenn es angesichts der Existenz unterschiedlicher Arten von Intelligenz (sprachliche, mathematische, räumliche, kinästhetische, emotionale) heikel ist, eine Verbindung zwischen Gehirngröße und Intelligenz herzustellen, ändert sich nichts an der Tatsache, dass die Funktion der sozialen Intelligenz bestimmte Arten voneinander »unterscheidet«. Zu den »Wohltaten« des Lebens in der Gesellschaft kann man die Bildung von Gruppen zur Verteidigung, zur Jagd, zur Kindererziehung zählen, auch die von sozialen Gruppen zur Definition von Lebensstrategien oder die Bildung von dauerhaften Paaren zur Reproduktion bzw. zur Monogamie.

Erinnern wir uns: Die Monogamie ist eine Art Vertrag zwischen zwei Sexualpartnern, die ihre Ressourcen zusammenlegen, um sich zu reproduzieren, wenn ein einzelner Elternteil nicht ausreicht, das Überleben der besonders verwundbaren Kleinen zu sichern (Insel und Shapiro 1992; Vincent 2012). Der Sexualakt ist für sich genommen bei den Monogamen nicht komplizierter als der bei Polygamen: Das Spermium muss auf ein Ei treffen; ein Vorgang, der sich bei jeder Kopulation vollzieht. Im Gegenzug erfordern die Begegnung und die Wahl des Partners/der Partnerin, der/die das Plus an Eigenschaften aufweist, ferner die Verführung und das Wachen über die Treue, das gemeinsame Verbringen der Zeit, die es braucht, damit das Überleben der Nachkommen gesichert ist; ohne sich gegenseitig zu ärgern oder einander zu verlassen (was nicht immer einfach ist). All dies verlangt im Gegenzug eine gewisse Portion Intelligenz und Organisationsfähigkeiten (und – auch das stimmt – eine gewisse Fähigkeit zum Vergessen bzw. partielles Nichtwissen). Man begreift die Notwendigkeit einer spezialisierten Masse grauer Gehirnzellen gerade im Vergleich zu den Arten, bei denen das Überleben der Sprösslinge weniger Großtaten verlangt!

Das mit Monogamie sowie der sozialen Organisation verbundene Verhalten braucht ein Gedächtnis, dazu die Sensibilität für Handlungen und Motivationen anderer (u.a. über den Weg der Spiegelneurone), die Koordinierung der eigenen Handlungen mit denen von anderen, die emotionale Regulierung, eine langfristige Vision, die Fähigkeit zu rechnen und sicherlich noch mehr (Kasper, Vierbuchen u.a. 2017). Von diesen Qualitäten findet man gleich mehrere, wenn man mit einem Partner tanzt! Viel näher an der Liebe und Freundschaft als am Sexualakt angesiedelt, bietet das Tanzen demnach eine Möglichkeit, unser Bedürfnis nach Verbundenheit durch ein anderes körperliches Mittel als Sex zu vertiefen!

Das Tanzen gibt uns obendrein die Gelegenheit, direkt das Unbewusste des anderen zu erreichen. Wenn man Personen beobachtet, die beispielsweise ganz einfach gehen, werden bereits bestimmte Zonen unseres Gehirns – die Amygdala, der Sulcus temporalis superior (die oberste Furche des Temporallappens), der Gyrus fusiformis (wird dem Schläfenlappen zugerechnet), die tertiäre Sehrinde – vor allem deshalb aktiviert, um Bewegungen wahrzunehmen, die mit Gefühlen verbunden sind (Goldberg, Christensen u.a. 2015). Und diese Reaktionsfähigkeit wird durch Musik noch gesteigert (Van den Stock, Peretz u.a. 2009). Diese Resultate legen nahe, dass man keine genaue Vorstellung von einem Menschen hat, solange man ihn nicht hat tanzen sehen, weil wir nun einmal dafür geschaffen sind, subtile Botschaften aus der Art und Weise abzulesen, wie sich einer bewegt.

Wie aber erklärt man in Begriffen der Evolution diese Art, im anderen zu lesen, die uns gegeben ist – vorausgesetzt, er bewegt sich? Ganz ohne Zweifel ist das auch deshalb der Fall, weil Bewegung grundsätzlich ein guter Indikator für die Verträglichkeit mit potenziellen Sexualpartnern ist. Wie eine Studie besagt, erinnert uns beispielsweise der Disco, ein Tanz, bei dem man sich rhythmisch vor einem Partner oder einer Partnerin bewegt, an unsere Reproduktionsfähigkeit (Lovatt 2011): Männer mit einem hohen Testosteronspiegel führen demnach weite und dynamische Bewegungen aus, weil man sie dann gut sieht, während Frauen in ihren fruchtbaren Tagen ganz besonders ihre Hüften (im Halbkreis) bewegen, was sie verführerisch macht. Einen Abend in der Diskothek zu verbringen ist also nicht so harmlos, wie es scheinen mag!

Im Falle eines Gesellschaftstanzes wird der sensorische Austausch dank der »geschlossenen« Position, die die beiden Partner einnehmen, vervielfacht. Zur Erinnerung: Die fünf Kontaktpunkte, die das Führen, das Folgen und die Synchronisierung der beiden Körper erleichtern, sind: 1) die rechte Hand des Führenden auf dem Schulterblatt der Geführten; mit 2) dem Daumen des

Führenden an der Achselhöhle der Geführten; 3) die linke Hand des Führenden auf dem rechten Arm der Geführten; 4) die rechte Hand der Geführten in der linken des Führenden; 5) die rechte Seite des Körpers zwischen Brustbein und Bauchnabel bei beiden Tänzern. Der wechselseitig ausgeübte körperliche Einfluss durch die Körper beider Tänzer durchläuft fast alle Sinne – natürlich das Sehen und Berühren, doch auch das Befolgen des Rhythmus und das Hören von Musik, die Synchronisierung der Bewegungen, von den Pheromonen und Gerüchen ganz zu schweigen. Nun wirkt sich dieses gemeinsame Teilen der Sinne auf das Verständnis aus, das man von jemandem haben kann, und es konnte wissenschaftlich bewiesen werden, dass das Tanzen uns grundsätzlich aufmerksamer für die Handlungen anderer macht und uns noch mehr in die Lage versetzt, daraus Informationen über dessen bzw. deren emotionalen Zustand zu beziehen (Neri, Luu u.a. 2006).

Bewegungen, die beeindrucken

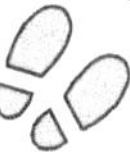

Mithilfe von Bewegungsmeldern, die im Rahmen einer Studie an ca. 30 Männern im Alter von 19 bis 37 Jahren befestigt wurden, hat man für ebendiese Studie Avatare entwickelt, um mögliche Diskriminierungen auszuschließen, die mit der Physis echter Tänzer verbunden werden könnten. Danach wurden Frauen und Männer gebeten, die verschiedenen Tanzbewegungen zu bewerten, die von den Avataren ausgeführt wurden. So kam heraus, dass die Armbewegungen, die die Männer unwiderstehlich machen (in den Augen der Beobachter, Frauen und Männer gemischt), diejenigen sind, bei denen Weite, Variation und Tempo wichtig sind. Auch konnte eine Entsprechung zwischen dieser Art von Bewegung und körperlicher Kraft festgestellt werden, wobei die Forscher bei den Teilnehmern außerdem die Kraft maßen, die sie auf einen Gegenstand ausüben konnten, der fest in ihrer Hand eingeschlossen war. Die Art zu bewerten, wie ein Mann tanzt, ist ein heimliches Signal, das vom Unbewussten einer Frau gesendet wird, um ihr anzuzeigen, dass sie ohne jeden Zweifel einen Mann gefunden hat, der über die körperlichen Eigenschaften verfügt, die zur Reproduktion notwendig sind (McCarty, Honekopp u.a. 2013). Es bleibt festzuhalten, dass in einer vergleichbaren Studie Bewegungen von Hals und Brustkorb sowie das Tempo der Bewegung des rechten Knies (!) als Anzeichen für Attraktivität galten (Neave, McCarty u.a. 2011). Daraus wurde geschlossen, dass nicht eine bestimmte Körperpartie eingehend begutachtet wurde, sondern bestimmte körperliche Aspekte des

Tänzers im Hinblick auf seine Qualitäten als möglicher Sexualpartner.

Viele junge Paare lernen die Grundlagen des Gesellschaftstanzes erst kurz vor ihrer Hochzeit. Das ist schade: Es wäre besser, sie würden schon früher tanzen lernen, weil dies die Macht der Kommunikation zwischen den Partnern um ein Vielfaches steigert. Tatsächlich schärft das Praktizieren von Gesellschaftstänzen unsere Sinne und unsere Wahrnehmung: Die Unterschiede, die zwischen Paaren beobachtet wurden, die tanzten bzw. eben nicht tanzten, lassen sich tatsächlich auf die zerebrale Aktivität mehrerer Zonen ihres sensomotorischen Gehirns zurückverfolgen (Lu, Zhao u.a. 2018). Andererseits kann man die Gefühle von jemandem, der sich bewegt, besser erkennen, als wenn dieselbe Person sich nicht bewegt (Sevdalis und Keller 2012). Es ist wie der Unterschied zwischen einem unbewegten und einem lächelnden, belebten Gesicht – man sieht besser, mit wem man es zu tun hat, wenn unser Gesprächspartner sich bewegt, und das trifft noch mehr zu, wenn er komplexere Bewegungen ausführt, als nur zu gehen.

Dieses Verständnis des anderen aufgrund seiner Bewegung entwickelt sich schon sehr früh. Kinder können bereits ab dem Alter von fünf Jahren körperliche Anzeichen entziffern, die etwas von der Intensität des Glücks oder der Wut einer Person wiedergeben; auf diese Weise bemerken sie Angst und Traurigkeit (Boone und Cunningham 1998). Am Ende des Lebens gibt der Gesellschaftstanz Patienten, die an neurodegenerativen Krankheiten leiden, die Möglichkeit, uns besser über ihren emotionalen Zustand aufzuklären (Palo-Bengtsson, Winblad u.a. 1998; Nystrom und Lauritzen 2005).

Die meisten Arbeiten zu Bewegung und Emotion beruhen auf der Beschreibung von Bewegungen, die Rudolf Laban eingeführt hat. Laban war ein ungarischer Tänzer, der eine Schule für Tanztherapie und Selbstausdruck gegründet hat. Er benennt vier Grundelemente innerhalb der Kodierung der Bewegungen: den Körper (welcher Teil ist einbezogen?), den Raum (in welche Richtung bewegt man sich: nach oben oder unten, vor oder zurück?), die Anstrengung (die den qualitativen Aspekt ausdrückt, der in der Bewegung erlebt wird: langsam oder ruckartig?) sowie die Gestalt (wie formt die Bewegung den Körper: gerundet oder eckig?) (Rudolf Laban 1975, Reprint). Diese Kodierung wird noch heute in mehreren Disziplinen benutzt, beim Tanz, im Theater oder auch bei Pilates. Unlängst hat man sie als Grundlage genommen, um den Gefühlsausdruck in Bezug zur Bewegung einzuschätzen (Shafir, Tsachor u.a. 2015). Nachdem diese Forschungen beendet und die unterschiedlichen Bewegungselemente herausgearbeitet wurden, zeigten die Ergebnisse, dass man das Gefühl eines Menschen, der sich bewegt, vorhersagen kann. So ist zum Beispiel Wut durch die vier folgenden Elemente vorherzusagen: drei Elemente, »Anstrengung« betreffend (stark, plötzlich und direkt) mit einem Element »Gestalt« (nach vorne). Glück ist durch sieben Elemente vorherzusagen: zwei Elemente zum Bereich »Anstrengung« (frei und leicht), zwei zum Thema »Gestalt« (weitläufig und heiter), ein Element zu »Raum« (nach oben), eines zum Thema »Körper« (hüpfen) und eines zu »Phraseologie« (Rhythmisierung, Anlage).

Durch die Arbeiten von Rudolf Laban angeregt, haben weitere Forscher die Ergebnisse verschiedener wissenschaftlicher Experimente verglichen und einen Katalog von 203 Bewegungen erstellt. Ausgehend von Auszügen klassischer Tanzvorführungen haben sie beispielsweise bestätigt, dass Wut und Glück sehr gut durch wiederholte und schnelle Bewegungen der Extremitäten kommuniziert werden, wenn man sie vom Körper wegführt. Um die beiden genannten Gefühle differenzieren zu können, muss der Akzent der Bewegungen beachtet werden, der im Falle der Wut in Richtung Boden geht, im Falle des Glücks dagegen nach oben (Christensen, Nadal u.a. 2014). Eine weitere allgemeine Regel: Schnelle Bewegungen mit gleichzeitiger Öffnung des Körpers gelten als positiv.

Gleichgültig, ob es sich um eine Form des exakten Tanzes oder um spontane Bewegungen handelt, die alltäglich in unserem Leben auftreten, sind wir darauf »programmiert«, die diskreten Zeichen zu erkennen, die uns über den emotionalen Status der Menschen um uns herum unterrichten. Wenn man allerdings einen Paartanz aufführt, verschafft man sich eine noch feinere Wahrnehmung des Partners bzw. der Partnerin. Weil jeder Tanz durch die passenden Figuren und Haltungen ein Spiel mit Gefühlen ist, enthüllt sich der/die Tanzende, sicherlich in erster Linie seinem Gegenüber, der/die sich nun fragen kann: Ist er/sie glaubwürdig, und wenn ja, bis zu welchem Grad in Sachen Romantik, Verführung, Eifersucht oder Stolz? Ist er/sie grundsätzlich bei seinen/ihren Interaktionen zuvorkommend und nett?

So liefert uns das Tanzen einen besonderen Moment, währenddessen beide Partner aufeinander konzentriert sind – durch ihre Blicke, doch auch durch ihre Körpermuskeln. Und wenn wir an die Auswirkungen von koordinierten Muskelbewegungen auf die Gehirnaktivität und an die Stimulation der Spiegelneurone denken, verstehen wir besser, dass diese Tätigkeit zu zweit einen ganz bestimmten Gehirnzustand bewirkt. Außerdem haben die Forscher bewiesen, dass spontan eine Art sensomotorischer Synchronisation entsteht, die sie mit dem Ausdruck »*to be in the zone*« belegten (d.h. in einem Zustand intensiver Konzentration mit Veränderung des Bewusstseinszustands) (Repp und Su 2013; Noy, Levit-Binun u.a. 2015). Während der Zeit des Tanzens bildet man, anstatt zwei Individuen zu sein, eine Entität mit einem gemeinsamen Ziel. Diese Momente einer gemeinsamen Darstellung ziehen positive Gefühle nach sich, die die Verbindungen festigen und auch die Lust, wieder von vorne anzufangen.

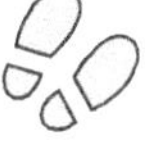

Der Tanz, der Paare zusammenschweißt

Südkorea zeichnete sich 2005 laut *Munghwa Daily News* durch die höchste Scheidungsrate Asiens aus. Diese Tatsache hat zwei Forscher dazu gebracht, die Auswirkungen von Gesellschaftstänzen auf Paare zu messen, die eine Krise durchmachen. Sie wählten fünf Paare aus, die zwischen 15 und 40 Jahren verheiratet waren. Auf Nachfrage benannten diese Paare die gewohnten Probleme des Lebens zu zweit: Streit über Kindererziehung, ungerechte Verteilung der Aufgaben im Haushalt, Vergleiche, die für den Partner/die Partnerin herabwürdigend waren. Sie berichteten zudem von einer wachsenden Häufigkeit emotionaler Ausbrüche, von Wortgefechten und sogar von körperlichen Attacken. Nach ihrer Erfahrung mit dem Gesellschaftstanz stellten die Paare fest, dass diese gemeinsame Beschäftigung ihnen eine Möglichkeit zur Kommunikation verschaffte, die sie vorher nicht hatten (außer den gewohnten Streitereien), ihnen eine neue emotionale Bindung sowie ein besseres Verständnis des anderen ermöglichte, vor allem mehr Achtung und Respekt. Beim Tanzen wurden sogar neue Gefühle unter den Partnern geweckt, die sich schon seit Langem kannten (Park und Yoon 2013)!

Immer wenn man mit einem Partner/einer Partnerin tanzt, also durch Bewegungen miteinander interagiert, spürt man während dieser Zeit ein Band starker Gemeinsamkeit. Doch dieses Gefühl immer wieder und zuverlässig mit derselben Person aufzubauen ist noch etwas anderes; es ist Grund für eine Freude, die anders ist als die, die man – auch mit dem Lebensgefährten – bei anderen Aktivitäten spürt.

Verführungstanz Tango

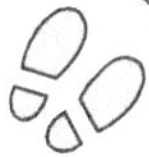

Es gibt zwei Arten von Tango: den Standard-Tango (oder Gesellschafts-Tango) und den argentinischen Tango. Der Standard-Tango ist ein ziemlich schneller Tanz mit staccatoartigen Kopfbewegungen, die von der Frau, die folgt, ausgeführt werden (beim Klischeebild aus dem Kino hält der Tänzer eine Rose zwischen den Lippen). Beim argentinischen Tango gibt es Beinschlenker vor und zurück (die *Gancho*) und eine sehr sinnliche geschlossene Haltung, bei der sich beide Tänzer umarmen (*Abrazo*), wobei sie ihre Oberkörper aneinanderlehnen. Die Körperhaltung bewirkt bei beiden Tänzen Verführung, Herausforderung und Versprechen. Hier werden wir eine Grundform des Standard-Tangos lernen: die Habanera, die man mehrfach hintereinander wiederholen kann. Die Schritte für den, der führt, und für die, die geführt wird, sind nicht die gleichen, und beide Partner müssen für sich die Schritte wiederholen, bis sie sie beherrschen, weil die Haltung sehr speziell ist. Beide Partner halten sich eng beieinander, mit gebeugten Knien und eingezogenem Becken – man hält die Knie beim Standard-Tango immer gebeugt, im Unterschied zu anderen Standardtänzen wie dem Walzer. Diese Stellung muss, ohne nachzugeben, beibehalten werden, wobei man seine Energie bei jedem Tanzschritt konzentriert. Der Oberkörper ist hier vom Unterkörper gleichsam getrennt: Der untere Teil mit den gebeugten Knien ist im Boden verankert, während der Oberkörper sich zur Decke streckt. Bei diesem Tanz gibt es vier Zählzeiten pro Takt. Ein Schritt, der nur eine Zählzeit dauert, ist ein »Quick«; einer, der zwei Zählzeiten dauert, ist ein »Slow«. Die Schritte sind nicht die gleichen für beide Tänzer; fangen wir bei dem Führenden an.

Link zum Anschauungsvideo: www.youtube.com/watch?v=prytl6741m8.

Die Schritte für den Partner

Auf Zählzeit eins und zwei macht man mit dem linken Fuß einen Schritt vorwärts, wobei man mit der Ferse beginnt und das Körpergewicht verlagert und dabei die Muskeln beider Beine und des Bauchs einsetzt (*Slow*); bei Zählzeit drei und vier macht man das Gleiche mit dem rechten Fuß, behält aber zehn Prozent des Gewichts auf dem hinteren Fuß (*Slow*). Bei Zählzeit eins des nächsten Takts verlagert man (kontrolliert) das Körpergewicht vom (vorderen) rechten Fuß auf den linken (hinteren), wobei man die Beinmuskeln benutzt (*Quick*); bei Zählzeit zwei verlagert man das Gewicht vom (hinteren) linken Fuß auf den (vorderen) rechten

(*Quick*); bei Zählzeit drei und vier verlagert man erneut das Körpergewicht vom (vorderen) rechten Fuß auf den (hinteren) linken (*Slow*).

Bei Zählzeit eins des dritten Takts führt man den rechten Fuß hinter den linken (*Quick*), bei Zählzeit zwei verschiebt man den linken Fuß, indem man ihn ca. 30 Zentimeter neben den rechten stellt, und dreht den Körper eine Achteldrehung nach links (*Quick*); bei Zählzeit drei und vier führt man den rechten Fuß neben den linken und macht eine weitere Achteldrehung nach links (*Slow*). So macht man insgesamt eine Vierteldrehung nach links, ausgehend von der Anfangsstellung. Nun kann man viermal die gleiche Sequenz von drei Takten und damit einen vollständigen Ablauf tanzen, wobei man wieder bei der Anfangsposition landet.

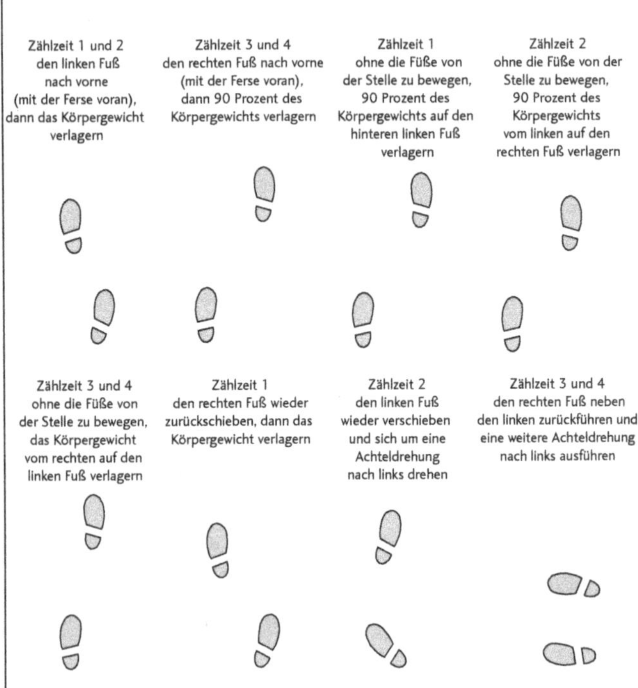

Die Schritte für die Partnerin

Bei Zählzeit eins und zwei des ersten Takts verschiebt man den rechten Fuß und stellt ihn hinter die Ferse des linken Fußes, wobei man sich aufrichtet und die Bein- und Bauchmuskeln benutzt (*Slow*); bei Zählzeit drei und vier macht man das Gleiche mit dem linken Fuß, behält aber zehn Prozent des Körpergewichts auf dem (vorderen) rechten Fuß (*Slow*).

Bei Zählzeit eins des zweiten Takts bringt man kontrolliert 90 Prozent des Körpergewichts vom (hinteren) linken Fuß auf den (vorderen) rechten (*Quick*); bei Zählzeit zwei verlagert man das Körpergewicht vom (vorderen) rechten Fuß auf den (hinteren) linken (*Quick*); bei Zählzeit drei und vier verlagert man das Gewicht vom (hinteren) linken auf den (vorderen) rechten Fuß (*Slow*).

Bei Zählzeit eins des dritten Takts macht man einen Schritt nach vorne mit dem linken Fuß (*Quick*); bei Zählzeit zwei führt man den rechten Fuß nach vorne und macht mit dem Körper eine Achteldrehung nach links, wobei der rechte Fuß ca. 30 Zentimeter neben den linken Fuß aufgestellt wird (*Quick*); bei Zählzeit drei und vier stellt man den linken Fuß neben den rechten und macht eine weitere Achteldrehung des Körpers nach links (*Slow*).

Man kann die gleiche Sequenz viermal tanzen, um für sich einen vollständigen Ablauf abzuschließen und in der Ausgangsstellung anzukommen.

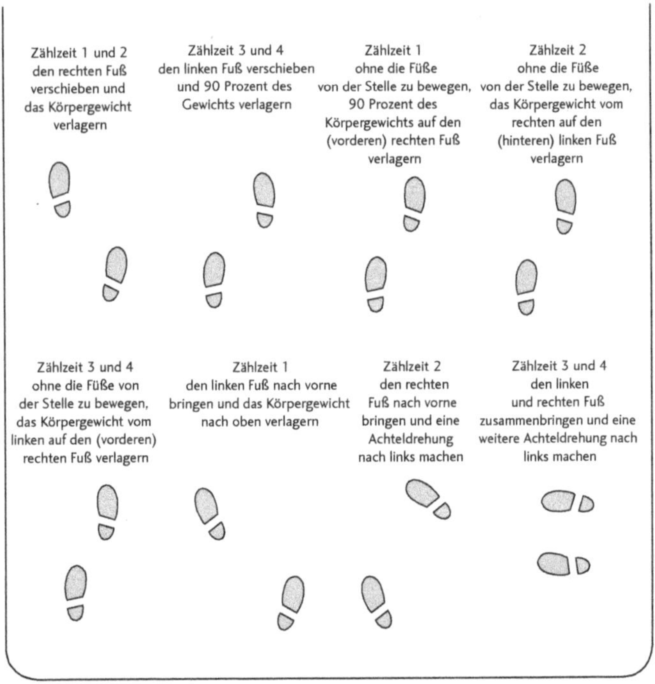

Zählzeit 1 und 2
den rechten Fuß
verschieben und
das Körpergewicht
verlagern

Zählzeit 3 und 4
den linken Fuß verschieben
und 90 Prozent des
Gewichts verlagern

Zählzeit 1
ohne die Füße
von der Stelle zu bewegen,
90 Prozent des
Körpergewichts auf den
(vorderen) rechten Fuß
verlagern

Zählzeit 2
ohne die Füße
von der Stelle zu bewegen,
das Körpergewicht vom
rechten auf den
(hinteren) linken Fuß
verlagern

Zählzeit 3 und 4
ohne die Füße von
der Stelle zu bewegen,
das Körpergewicht vom
linken auf den (vorderen)
rechten Fuß verlagern

Zählzeit 1
den linken Fuß nach vorne
bringen und das Körpergewicht
nach oben verlagern

Zählzeit 2
den rechten
Fuß nach vorne
bringen und eine
Achteldrehung
nach links machen

Zählzeit 3 und 4
den linken
und rechten Fuß
zusammenbringen und eine
weitere Achteldrehung nach
links machen

Wenn Sie zu zweit tanzen wollen, nehmen Sie die geschlossene Position ein: rechte Hand des Führenden auf dem linken Schulterblatt der Partnerin, linker Arm des Führenden nach links gehalten, um die rechte Hand der Partnerin zu ergreifen. Mit der linken Hand der Partnerin hat es eine besondere Bewandtnis: Die Finger müssen eng zusammenliegen, die Hand wird dabei horizontal gehalten, der Daumen weist im rechten Winkel zu den Fingern nach unten. Dann führt man den Spalt zwischen Zeigefinger und Daumen dieser Hand auf den Rücken des Führenden, sodass der rechte Winkel auf Höhe seiner Achsel ruht. Die Partnerin stellt sich leicht neben die rechte Seite des Führenden. Um die Figur zu tanzen, beginnt der Führende mit dem linken Fuß vorwärts, die Partnerin mit dem rechten Fuß nach rückwärts (kein Zusammenstoß!).

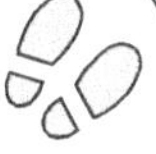

Tanzlehrerbericht: Der Tanz, der dem Paar hilft

»Tanzen ist eine Kunst, bei der zwei Menschen in eine sehr intime Interaktion eintreten. Man kann auf jedem Untergrund tanzen, in Turnschuhen, in Stöckelschuhen, in jeglicher Aufmachung und mit wem auch immer. Als Tänzer bin ich vielen Tänzerinnen begegnet, die ›führen‹ wollten – aufgrund ihres Charakters, ihrer Persönlichkeit … Sich führen zu lassen kann ihnen aber in Wahrheit helfen, sich gehen und unterstützen zu lassen; nicht alles alleine machen zu müssen. Viele männliche Tänzer haben nicht zwangsläufig Selbstvertrauen – sie werden vielmehr von ihrem Körper durch diese Beschäftigung, die gemeinhin als feminin gilt, in Verlegenheit gebracht. Ihnen die Rolle des Führenden zu geben kann ihnen dabei helfen, sich bewusst zu machen, diese Aktivität nicht nur zu akzeptieren, sondern sogar einem anderen Menschen zu helfen. Wenn man tanzen lernt, lernt man die Bewegungen für sich allein; das einzig Wichtige ist, die Schritte gut auszuführen und stolz auf sich zu sein. Tanzt man zu zweit, ist es anders. Die erste wichtige Meinung ist die der Partnerin: Freut sie sich, mit mir zu tanzen; fühlt sie sich wohl in meinen Armen; hat sie keine Angst, sondern amüsiert sich? … Für eine Tänzerin heißt es: Findet er gut, wie ich ihm folge? … Zu zweit tanzen heißt vor allem, sich infrage zu stellen.«

Adrien Caby

Im Büro tanzen

Arbeitsplätze sind oft künstliche Räume – so ändert sich die Umgebung nicht mit den Jahreszeiten, oder wir müssen mit Menschen zusammenarbeiten, mit denen wir nichts gemein haben: keine Bindung, keine gemeinsame Vergangenheit. Man arbeitet und folgt dabei zufälligen, künstlichen hierarchischen Regeln, die sich von einem zum anderen Unternehmen unterscheiden und sehr weit von biologischen Herrschaftsregeln entfernt sind.

Die soziale Hierarchie beim Menschen 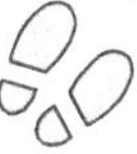

Der Mensch ist ein geschlechtliches Wesen, d.h., es braucht zwei Menschen, um die Reproduktion zu gewährleisten. Die Evolution übt Druck auf diese Bedingungen aus, und zwar derart, dass es eine regelrechte Konkurrenz um Sexualpartner gibt – heutzutage zeigt sich das durch die Größe der Autos, des Hauses, der Zigarre, des Preises für eine Flasche Wein oder durch das Leuchten der Schmuckstücke, die Marke der Handtasche oder die Höhe der Absätze, auf denen man (noch) gehen kann. Diese Artefakte haben Einfluss auf das andere Geschlecht, aber auch auf die Konkurrentinnen und Konkurrenten aus dem eigenen Lager.

Um es klar zu sagen: Wenn es im Büro um die Planung von Kampagnen in der Werbung bzw. im Marketing geht oder um die Ausarbeitung von Finanzstrategien, auch darum, Kreativität zu beweisen oder eine Gehaltserhöhung zu verhandeln – dann sind die Hierarchie-Kriterien, von denen unsere Reproduktionsfähigkeit abhängen, im Hinblick auf unsere beruflichen Ziele ausgeschaltet. Nur ist es eben schwierig, vollständig von den Hormonen abzusehen, die ständig auf unsere Nervenzellen einwirken, und es ist auch schwierig, die anderen einfach als Kollegen, Manager oder Direktoren anzusehen. Dieses Missverhältnis von unseren biologischen Gegebenheiten und beruflichen Anhaltspunkten trägt bei zu dem Mangel an Verständnis, der in diesem besonderen Milieu zu spüren ist.

Da unsere soziale Intelligenz nicht für das Leben mit anderen Menschen in einem Büro entstanden ist – wo die Bedingungen leider deutlich anders sind als in der Umgebung, in der wir uns entwickelt haben –, ist es nicht weiter erstaunlich, dass man sehr oft auf Managementprobleme bei der Arbeit und dort auf einen eklatanten Mangel an Teamgeist stößt.

Es gibt viele Arbeiten zu den verheerenden Folgen einer beruflichen Umgebung, und merkwürdigerweise betreffen die meisten dieser Arbeiten Berufe im Gesundheitswesen. So werden etwa die Ursachen von Konflikten und deren bekannte Konsequenzen untersucht (Kim, Bochatay u.a. 2017). In mehreren Hundert Studien beklagen sich die Betroffenen über einen Mangel an Unterstützung, über Aggressionen, Erniedrigungen, Mangel an Respekt, fehlende Zusammenarbeit, Uneindeutigkeit bei beruflichen Rollenbeschreibungen sowie eine unglückliche hierarchische Struktur. All diese Probleme haben entsprechende Folgen, was die körperliche, mentale oder emotionale Gesundheit betrifft, was wiederum die Arbeitsfähigkeit beeinträchtigt. Wenn diese Beschreibung Ihrer eigenen beruflichen Erfahrung nicht widerspricht, kommt das daher, weil sie universelle Symptome abbildet: Bei jeder Gruppe von Menschen, die einander unbekannt sind, aber zusammenarbeiten sollen, kann man nur mit sehr wenig Einvernehmen unter ihnen rechnen.

So haben in einer anderen Studie 52,3 Prozent der befragten japanischen und 86 Prozent der entsprechenden kanadischen Arbeitnehmer berichtet, im letzten Monat im Beruf mindestens eine Situation erlebt zu haben, die durch Unhöflichkeit gekennzeichnet war. Dieselben Personen klagen zudem über einen Mangel an Unterstützung (vonseiten ihres Vorgesetzten oder ihrer Kollegen), über Belästigung und psychische Not. Konsequenz: Sie erklären sich für weniger bei ihrer Arbeit engagiert und denken oft daran, den Job zu wechseln (Tsuni, Kawakami u.a. 2017). Nach Kanada und Japan nun noch Norwegen[1]: Bei fast 8000 Beschäftigten in 96 Unternehmen konnte eine direkte Beziehung zwischen Fehlzeiten bei der Arbeit und psychischem Unwohlsein festgestellt wer-

1 Sie werden durch die Herkunft der zitierten Studien ohne Zweifel bemerkt haben, dass dieses Problem international ist. Wie schon Darwin bemerkte, geht es hier um die Natur des Menschen, nicht um kulturelle Besonderheiten.

den. Zu den Faktoren, die als Ursache für dieses Unwohlsein angeführt wurden, gehörten: Mangel an Klarheit bei Anweisungen sowie Konflikte bei der Arbeitsteilung und bei der Teilhabe an Entscheidungsfindungen (Indregard, Knardahl u.a. 2017).

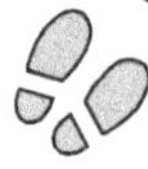

Toxischer Chef oder Schmarotzer: Der gleiche Kämpfertyp!

In Australien wurden 76 Personen nach ihrer Strategie befragt, wie sie mit den psychischen und physischen Folgen des Verhaltens ihres direkten Vorgesetzten umgehen. Fünf hauptsächliche Strategien haben sich herausgeschält: offenes Misstrauen, Suche nach Unterstützung, Grübelei, wiederholte Abwesenheit, definitiver Weggang. Warum schlägt man also keine Verbindung zwischen diesen Reaktionen und denen, die man bei Beutejägern beobachtet? Angesichts eines toxischen Chefs heißt es *fight, flight or freeze*: also *kämpfen, fliehen* oder *stillhalten* (Letzteres, wenn man zum Grübeln neigt!) (Webster, Brough u.a. 2016).

Von der toxischen Art bestimmter Vorgesetzter abgesehen ist ein Teil der Probleme direkt mit der Natur einer hierarchischen Organisation verbunden. So hat zunächst einmal jede Leitung einen Chef, der eingesetzt wurde, ohne sich zuvor durch eine Demonstration der eigenen Überlegenheit seine Sporen verdient zu haben. Außerdem muss er, da er nur ein Chef von mehreren im Unternehmen ist, viel Energie aufwenden und jede Menge Strategien anwenden, um sich an seinem Platz zu halten und auf seine Position innerhalb gerade der sozialen Gruppe zu achten, die in seinen Augen am meisten zählt: die anderen Direktoren; gleichgültig, ob er auf gleicher Höhe oder höher rangiert. Im Falle von Problemen oder Kritik ist eine der bequemsten Strategien, den Angehörigen seines Arbeitsteams die Schuld zu geben, um sich gegen eine Verschlechterung des eigenen Status zu schützen. Sicher verbessert ein solches Verhalten nicht gerade das Vertrauen der besagten Mannschaft; die Leistung leidet darunter (weil man nicht einbezogen wurde), und das Problem vergrößert sich …

Ein weiteres bedeutendes Hindernis für kooperatives Verhalten unter den Mitarbeitern: das Fehlen von wirklichen Themen. Vom Standpunkt der Evolution aus betrachtet sind die biologischen Mechanismen, die den Zusammenhalt der Gruppe beschleunigen, an Themenfelder wie das Überleben und die Reproduktion gebunden; in einem Unternehmen gibt es aber keine derartigen Perspektiven. Was macht man also? Die Motivation zusammenzuarbeiten hängt von der Existenz eines gemeinsamen Ziels ab; und je lebensnotwendiger das Ziel für jeden ist, desto mehr werden die natürlichen Mechanismen, die den Zusammenhalt steuern, aktiviert.

Der Vorschlag zu tanzen, um diesen Mangel an Zugehörigkeit einigermaßen auszugleichen, mag albern erscheinen, doch es gibt zwei Gründe, diesen Vorschlag ernst zu nehmen. Zunächst entspricht die körperliche Inaktivität, die im Büro grundsätzlich vorherrscht, nicht dem physiologischen Funktionieren unseres Körpers; sie schädigt zudem ernsthaft unsere physischen und psychischen Kräfte, hat Krankheiten zur Folge, wozu auch Angst und depressive Stimmungen gehören. Andererseits machen die dem Tanz eigenen Qualitäten (rhythmische Bewegung, Synchronisierung mit anderen Tänzern, emotionaler Ausdruck, der an bestimmte Gesten gebunden ist) aus dieser Aktivität ein wertvolles Mittel, um Bindung herzustellen – wir erinnern uns, dass das Tanzen traditionell bei Zeremonien und Festen eingesetzt wurde, um eine Gemeinschaft zusammenzuschweißen. Und zusätzlich zu den Auswirkungen auf die Gesundheit ist das Tanzen eine besonders interessante Möglichkeit, Gruppen zusammenzuführen, aus denen leistungsfähige Teams entstehen sollen.

Wir Menschen tanzen seit mindestens 40 000 Jahren – man hat bei archäologischen Ausgrabungen Überreste von Musikinstrumenten wie auch Abbildungen von tanzenden Männern oder Frauen gefunden (Fitch 2006). Manche Forscher verbinden unsere Affinität zu rhythmischer Musik mit dem Vorhandensein eigener innerer Rhythmen, vor allem mit dem Herzschlag. Als wäre die Synchronisierung bereits unseren Zellen eingeschrieben! Tatsächlich kann man die Lust, sich zu bewegen, schon sehr früh in der Entwicklung des Menschen beobachten, wobei schon Babys im Uterus für Rhythmus empfänglich sind. Es konnte zudem gezeigt werden, dass die Fähigkeit, synchrone Bewegungen auszuführen, ab dem Alter von 14 Monaten das Verhalten der Kleinkinder veränderte und sie kooperativer machte (Cirelli, Wan u.a. 2014).

Tanz der Kühe

Synchrone Bewegungen und Wohlergehen gehören zusammen und können demnach als Zeichen für Zufriedenheit bei Tieren gewertet werden, die nicht mit uns kommunizieren können. So darf die Tatsache, dass Kühe gemeinsam auf einer Wiese liegen, nicht als Ankündigung für einen bald einsetzenden Regen verstanden werden, was man in England denkt, sondern als Zeichen einer generellen Ruhe innerhalb der Herde (Knierim, Napolitano, Grasso, De Ros, 2009; Flury und Gygax 2016).

Mehrere Experimente zeigen, dass das gemeinsame Sich-bewegen innerhalb einer Gruppe Endorphine freisetzt. Dieses Phänomen hat man als *rower's high* bezeichnet, als »Rudererhoch« (analog zum »Läuferhoch« bei Marathonläufern) (Cohen, Ejsmond-Frey u.a. 2010). Tatsächlich aber gehen die Auswirkungen viel tiefer als nur bis zur bloßen Freisetzung von Endorphinen: Außer dem offensichtlichen Spaß beobachtet man auch eine Wirkung auf das Zusammengehörigkeitsgefühl der Gruppe. Das ist auch der Fall, wenn die Bewegungen körperlich nicht schwierig sind: In einem Verhaltenstest hatten Sänger mehr Vertrauen zu den Mitgliedern ihres Chores, nachdem sie einmal gemeinsam gesungen hatten, und Singen ist eine weitere intensive körperliche Aktivität, die dem Tanzen ähnlicher ist, als man meint (Pearce, Launay u.a. 2016). Zusätzlich zu den Glücksgefühlen und einem Gespür für das Teilen verbessern die synchronen Bewegungen außerdem die körperliche Leistungsfähigkeit. So hat man Rugby-Spielern den Vorschlag gemacht, eine Vorbereitung alleine, eine in einer nicht synchron agierenden Gruppe sowie in einer synchronen Gruppe zu absolvieren; am Ende des Experiments konnte festgestellt werden, dass die letztere Gruppe besser untereinander verbunden, aber auch leistungsfähiger war als die anderen beiden (Davis, Taylor u.a. 2015).

Ein Gewaltmarsch, um die Stärke des Feindes zu verringern

Warum lässt man Soldaten marschieren? Weil sie nach einem synchronen Marsch ihre Einschätzung der Stärke ihres Gegners nach unten korrigieren – was nicht eintritt, wenn sie zwar im gleichen Tempo marschiert sind, dabei aber jeder in seinem eigenen Rhythmus blieb (Fessler und Holbrook 2014)!

Das Problem einer fehlenden Bindung unter Arbeitskollegen erweckt allmählich auch das Interesse von Forschern, die nunmehr vom *workplace social capital* sprechen, vom *sozialen Kapital am Arbeitsplatz*; manche Forscher haben Skalen benutzt, um dieses Kapital zu bemessen (Eguchi, Tsutsumi u.a. 2017; Idrovo, Camacho-Avila u.a. 2012). Dieses Kapital nimmt zu mit den Schritten, die unternommen werden, um die Gesundheit der Arbeitnehmer zu verbessern (Van Scheppingen, Vroome u.a. 2014), und wenn dieses Kapital umfangreich genug ist, erhöht es wiederum die Leistungsfähigkeit der Arbeitnehmer (Tziner, Nicola u.a. 2003). In zwei Studien, die in Dänemark gemacht wurden, hat man die Auswirkungen von gleichen Übungen verglichen, je nachdem, ob sie zu Hause oder unter Kollegen ausgeführt wurden. Und tatsächlich lieferte die zweite Gruppe (die Übung unter Kollegen) ausgeprägtere Ergebnisse. Vor allem wurde eine Verbesserung der Vitalität und der Schmerzkontrolle sowie ein Gruppenzusammengehörigkeitsgefühl beobachtet. Diese Auswirkungen konnten direkt mit der Freisetzung von Neurotransmittern durch synchrone Bewegungen verbunden werden (Jacobsen, Sundstrup u.a. 2017; Andersen, Poulsen u.a. 2015).

Solche Ergebnisse belegen, wie nützlich es ist, Bewegungen rhythmisch auszuführen, um eine Gruppe am Arbeitsplatz zusammenzuführen. Aber kann man sich wirklich vorstellen, dass es eines Tages normal sein wird, für einen Tanz mit den Kollegen aufzustehen, damit sich die eigene Konzentration oder Kreativität vor einer Sitzung verbessert, damit Spannungen abgebaut werden oder das Gedächtnis angeregt wird?

In jedem Fall haben wir ein kritisches Stadium bei der Arbeit erreicht: Rückenschmerzen, Sehnenscheidenentzündungen, psychische Probleme, generelle Abgespanntheit, Diabetes-, Depressions- und Krebs-Epidemien. Es wäre keine Überraschung, wenn sich die Arbeitnehmer in einigen Jahren stärker um Arbeitsbedingungen kümmern würden, die vor allem ihren physiologischen Bedürfnissen mehr Rechnung tragen und ihr Wohlbefinden fördern. Das Unternehmen von morgen erhielte Zulauf von gut qualifizierten Neuzugängen, entsprechend den Arbeitsbedingungen, die ihr Kapital »Gesundheit« sehr gut schützen würden; es kann gar nicht anders sein!

Tatsächlich haben einige wagemutige Unternehmens-Chefs das Tanzen einzuführen gewagt, um die Zeiten, während derer man sitzt, zu unterbrechen, wenn der Körper inaktiv ist – und sie stellten fest, dass ihre Angestellten dieses Vorgehen akzeptierten. In einem Experiment haben 35 Teilnehmer, verteilt auf fünf Arbeitsorte, an einer Unterbrechung von 15 Minuten pro Tag teilgenommen – über einen Zeitraum von einem halben bzw. einem ganzen Jahr – man nennt diese Art der Arbeitsunterbrechung *booster breaks* (Pausen zur Verbesserung des Elans) (Taylor, King u.a. 2013). Am Ende des Experiments wurde ein geringeres Ausmaß an Stress beobachtet, mehr Freude, mehr Gefühl für die eigene Gesundheit sowie ein verbesserter Umgang miteinander. Was die Manager betrifft, so gab ihnen das Tanzen die Gelegenheit, sich regelmäßig vor ihren Mitarbeitern auszuprobieren, ihre Qualitäten wie Mut, Bescheidenheit, Vertrauen oder Mannschaftsgeist zu zeigen. Es gibt nicht viele gleichwertige Situationen, in denen verborgene Qualitäten bei anderen wahrgenommen oder gemeinsame Momente guter Stimmung genossen werden können. Gemeinsam eine neue Tanzfigur pro Tag zu lernen, hat womöglich das beste Verhältnis von investierter Zeit, Arbeitsleistung und entsprechendem Betriebsklima zur Folge.

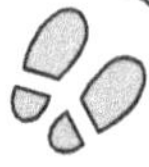

Tanzen zur Konfliktlösung (vor jeder Diskussion auszuführen)

Man stellt sich einander gegenüber auf, und ehe man beginnt, vergegenwärtigt sich jede/jeder für sich den rhythmischen Grundschritt: Die Schrittfolge verläuft über acht Takte, und die Takte eins, zwei, fünf und sechs sind wegen der schnelleren Schritte jeweils unterteilt, sodass man zählt: eins *und* zwei *und* (drei, vier), fünf *und* sechs *und* (sieben, acht).

Link zum Anschauungsvideo: www.youtube.com/watch?v=4xeqZkH-EFc.

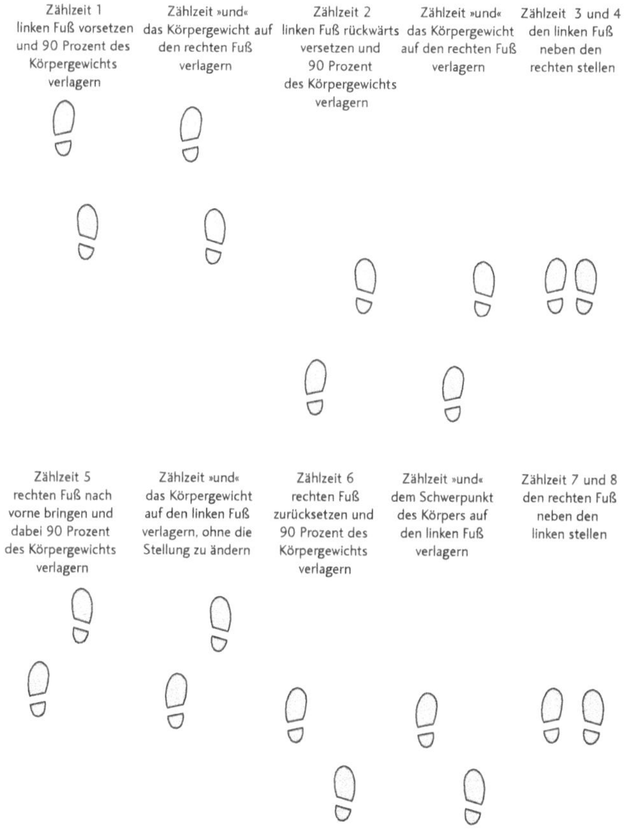

Zählzeit 1	Zählzeit »und«	Zählzeit 2	Zählzeit »und«	Zählzeit 3 und 4
linken Fuß vorsetzen und 90 Prozent des Körpergewichts verlagern	das Körpergewicht auf den rechten Fuß verlagern	linken Fuß rückwärts versetzen und 90 Prozent des Körpergewichts verlagern	das Körpergewicht auf den rechten Fuß verlagern	den linken Fuß neben den rechten stellen

Zählzeit 5	Zählzeit »und«	Zählzeit 6	Zählzeit »und«	Zählzeit 7 und 8
rechten Fuß nach vorne bringen und dabei 90 Prozent des Körpergewichts verlagern	das Körpergewicht auf den linken Fuß verlagern, ohne die Stellung zu ändern	rechten Fuß zurücksetzen und 90 Prozent des Körpergewichts verlagern	dem Schwerpunkt des Körpers auf den linken Fuß verlagern	den rechten Fuß neben den linken stellen

Wenn der synchrone Rhythmus bei beiden Partnern etabliert ist, die einander gegenüberstehen, können die Interaktionen beginnen. Indem der linke Fuß bei eins nach vorne gesetzt wird, hält jeder die rechte Hand so, dass der andere sich darauf stützen kann. Diese Stütze benutzt man, um sich bei Zählzeit »und« nach hinten zu stoßen, danach bei Zählzeit zwei. Bei zwei zieht man an derselben Hand des Partners, um die Stütze aufzulösen, damit die Verlagerung des Körpergewichts bei Zählzeit »und« erleichtert, ehe der linke Fuß bei drei abgestellt wird. Bei vier wird der rechte Fuß vorbereitet. Wenn der rechte Fuß bei fünf vorgesetzt wird, halten beide Partner ihre linke Hand, sodass sich der andere darauf stützen kann. Diese Stütze wird benutzt, um sich bei »und« nach hinten zu stoßen, danach bei sechs. Bei sechs ergreift man dieselbe Hand des Partners, um sich heranzuziehen und die Verlagerung des Körpergewichts bei »und« zu erleichtern, ehe bei sieben der linke Fuß abgestellt wird. Bei acht wird der linke Fuß vorbereitet.

Die letzte Etappe, die schließlich ausgeführt wird, besteht darin, dass bei Zählzeit zwei stärker in die eine, bei Zählzeit sechs in die andere Richtung gezogen wird, sodass beide Partner jeweils den Platz des anderen einnehmen und die Zählzeiten drei und vier in die eine Richtung, bei sieben und acht in die andere Richtung ausgeführt werden, um dann im umgekehrten Sinne zu enden.

Tanzen in der Schule

Was wir über die Schwierigkeiten im Berufsleben gesagt haben, gilt auch für den schulischen Bereich, wo das Mobbing im gleichen Tempo ansteigt wie der Gebrauch von Handys. Schon in den 1990er-Jahren hat der Tänzer Pierre Dulaine, der den Film *Dance with Me* mit Antonio Banderas angeregt hat, mit Unterstützung von Lehrern das klassenweise Erlernen von Gesellschaftstänzen durch New Yorker Schüler ins Leben gerufen, um das Lernen sowie das soziale Leben zu fördern – dieses Programm ist unter der Bezeichnung *Dancing Classrooms* bekannt geworden. Von allen dort gelehrten Tänzen führt der Paartanz dazu, sich formell mit der Partnerin bzw. dem Partner auseinanderzusetzen, und diese Formalisierung von Beziehungen ermöglicht wiederum die allmähliche Entdeckung des anderen in vollständiger Sicherheit. Zudem vermittelt die Ausführung der Tanzfiguren einen sanften Körperkontakt – durch ein gemeinsam erzieltes Ergebnis. »Wenn man jemanden mit Respekt berührt, verändert sich etwas; aber heute berühren wir uns ja nicht mehr«, beklagt sich Dulaine (Dulaine 2014). Er hat eine Lehrmethode entwickelt, bei der alle Instruktionen detailliert zu befolgen sind, damit sie verständlich und spielerisch bleiben. Folgt man dieser Methode, kann man in kurzer Zeit von den Schülern regelrechte Choreografien tanzen lassen.

Ursprünglich gehören zu den Zielen sicherlich Selbstachtung, Respekt vor dem anderen, Toleranz und Austausch, doch das Lernen von Gesellschaftstänzen in der Klasse steigert auch die allgemeine körperliche Aktivität; um so mehr, als man gezwungen ist, die Schritte auch außerhalb der Stunden zu wiederholen, wenn man den Wunsch hat, gut tanzen zu können (Huang, Hoog u.a. 2012).

Immer offener ist die Rede von Niedergeschlagenheit und sogar von Selbstmord unter Jugendlichen und Kindern. Gerade diese Jugendlichen sind oft dem Mobbing über die sozialen Netzwerke ausgesetzt. Eine Studie zeigt, dass die Kinder, die Opfer von Mobbing im Netz wurden, mindestens zweimal so viele Suizidversuche unternehmen (John, Glendenning u.a. 2018). Die Gesellschaftstänze können nicht nur die Konfliktpunkte in einer Klasse verdeutlichen, sondern haben durch das zwanglose Fördern körperlicher Begegnungen außerdem den Vorteil, physiologische Mechanismen der Zugehörigkeit zu einer Gruppe zu reaktivieren. Die von Pierre Dulaine in New York festgestellten sehr positiven Ergebnisse sind eine Ermutigung, den Tanz auch in europäischen Schulen noch mehr einzusetzen und dadurch eine kräftige Dosis körperlicher Wirklichkeit in die virtuelle Welt unserer Kinder einzuführen.

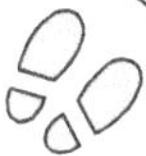

Der Haka, ein Tanz der Maori, bei dem man sich gegenübersteht (ab zehn Jahren)

Man fordert die Teilnehmer auf, zwei gleiche Reihen zu bilden, die einander gegenüberstehen, wobei den unten angegebenen Einzelschritten in einem zweckmäßigen Rhythmus gefolgt wird.

Link zum Anschauungsvideo: www.youtube.com/watch?v=DrcfE8cOrn4.

Erster Abschnitt: Jeder schlägt mit der linken Hand auf den linken Oberschenkel, mit der rechten auf die linke Schulter, die linke Hand dann auf die rechte Schulter, danach die rechte Hand auf den rechten Oberschenkel (eine halbe Zählzeit für jede Geste, also zählt man eins *und* zwei ...). Dann schlägt man mit der linken Hand auf die linke Hand des Gegenübers, danach die rechte auf die rechte Hand des Gegenübers, anschließend schlägt man zweimal mit beiden Händen auf die Oberschenkel: die linke Hand auf den linken Schenkel, die rechte auf den rechten (man zählt drei *und* vier *und* ..., das heißt eine halbe Zählzeit für jede Geste).

Zweiter Abschnitt (eine ganze Zählzeit pro Geste): Jeder ergreift die rechte Hand der Person gegenüber bei Zählzeit eins (rechte Hand zu rechter Hand, als würde man sich die Hände reichen); den rechten Fuß nach vorne bringen und bei Zählzeit zwei auf die rechte Seite des Gegenübers gelangen. Dann bei Zählzeit drei sich umdrehen, um erneut einander gegenüberzustehen, bei Zählzeit vier beide Füße zusammenführen. Dann ergreift jeder die linke Hand des Gegenübers bei Zählzeit fünf, setzt den linken Fuß vor und geht bei Zählzeit sechs auf die linke Seite des Gegenübers, dreht sich bei Zählzeit sieben und steht wieder einander gegenüber, führt dann bei Zählzeit acht beide Füße zusammen.

Letzter Abschnitt: Alle machen mit rechts einen kleinen Schritt nach vorne (Zählzeit eins), setzen dann den linken Fuß eng an den rechten (Zählzeit zwei), wobei man sich eine Vierteldrehung nach links dreht, um einander gegenüberzustehen. Ein weiterer Schritt nach rechts, wobei man die Linie überschreitet; nun ist man auf der anderen Seite (Zählzeit drei). Dann führt man den linken Fuß zum rechten, wobei man sich eine Vierteldrehung nach links dreht (Zählzeit vier). Schließlich hüpft man zweimal hintereinander nach rechts, ungefähr eine Schrittlänge weit (Zählzeiten fünf, sechs, dann sieben und acht).

Nun befindet man sich in der Reihe gegenüber, mit einem neuen Partner, bis auf die beiden Tänzer an den Enden der Reihen, die keinen Partner mehr haben und mit dem Tanzen aufhören müssen. Bei jedem Durchlauf erhöht man das Tempo, und die Reihe wird immer kürzer, bis niemand mehr da ist!

Die heutigen Kinder im Tanz auszubilden lässt den Glauben an eine Zukunft zu, in der menschliche Kontakte, Sympathie und Empathie im Vordergrund stehen. Man sollte nicht vergessen, dass für ein menschliches Gehirn die größte Ressource innerhalb unserer Umwelt tatsächlich die Gemeinschaft mit anderen menschlichen Gehirnen ist, die um uns herum sind. Und um davon zu profitieren, sollte man mit ihnen interagieren, wobei wir alle unsere Sinne benutzen und von allen Möglichkeiten profitieren, die uns zur Verfügung stehen. Ich hoffe, ich habe Sie davon überzeugt, dass das Tanzen ein einzigartiges und machtvolles Mittel darstellt, um genau diese Interaktionen zu bewirken. Worauf warten Sie also noch? Tanzen Sie jetzt!

KAPITEL 3

TANZEN IST GUT FÜR DIE GESUNDHEIT

Zu einem modernen Schamanen werden

»Ich lobe den Tanz, denn er befreit den Menschen von der Schwere der Dinge, bindet den Vereinzelten an die Gemeinschaft. Ich lobe den Tanz, der alles fordert und fördert, Gesundheit und klaren Geist und eine beschwingte Seele.«

AUGUSTINUS

Viel tanzen, um lange tanzen zu können

Bevor man krank wird, geht es einem gut, und je besser es einem geht, desto weniger ist man sich dieses Glücks bewusst; erst wenn man der Freiheit des eigenen Handelns beraubt ist, der Fähigkeit zu essen, zu trinken, zu lachen, Spaß zu haben, zärtlich zu sein, zu fühlen, zu gehen, zu laufen … kurz: in vollständiger Freiheit zu leben, dann spürt man den Verlust all dessen, was man besaß, als man noch gesund war.

Von Zeit zu Zeit sind wir vorübergehend angeschlagen, wodurch wir sehr schnell erkennen können, wie es ist, ein Leben bei schlechter Gesundheit zu führen, doch dieses Bewusstsein ist sehr vergänglich, und ganz schnell werden wir wieder nachlässig in Bezug zu uns selbst. Wir vergessen nicht nur, dass die Gesundheit ein elementares Gut ist; wir bürden ihr zudem ständig neue Herausforderungen auf und warten ab, ob sie ins Schleudern kommt: Zu diesen Zumutungen gehören schlechte Ernährung, Schlafmangel, Drogen (Zigaretten, Alkohol etc.). Ohne zu zögern, verbringen wir sogar mehrere Stunden ohne jede körperliche Bewegung – ein Wahnwitz, wie im ersten Kapitel dieses Buches gezeigt!

Das geschieht aber nicht aus Boshaftigkeit (man will dem Körper ja nichts Schlechtes), sondern eher aus Fahrlässigkeit und Schicksalsgläubigkeit. Und wenn uns jemand erzählt, man hätte bei ihm eine Krankheit diagnostiziert, die mit seinem Lebensstil zusammenhängt, dann tut er das oft im Tonfall des »Ich habe eben kein Glück«. Wenn vor diesem Zeitpunkt der Arzt diagnostiziert hat, dass sich der Betroffene selbst in Gefahr gebracht hat (Zigaretten, Alkohol, Übergewicht etc.), antwortet er: »Ja, Herr Doktor, ich weiß, aber an irgendetwas muss man doch sterben, oder?« Das stimmt zwar, aber ehe man an irgendetwas stirbt, leidet man oft an eben dieser Krankheit, und diese Krankheit dauert sehr viel länger als der Moment, da man ins Jenseits übergeht …

Wir hängen sehr an unseren Lebensgewohnheiten, weil unser Wohlbefinden von ihnen abhängt und sie unsere Ängste abwehren. Wir verändern diese Gewohnheiten nicht einfach, weil eine Autoritätsperson uns sagt, sie seien schlecht für uns. Da unser Unbewusstes unser Verhalten bestimmt und sehr auf unsere Gefühle hört, sollte diese Diskussion eher mit ihm, dem Unbewussten, geführt werden.

Also was nun? Müssen wir uns mehr bewegen und uns gesünder ernähren? Nur wenige Menschen kennen diese beiden bedeutenden und für unsere Gesundheit wesentlichen Verhaltensnormen nicht. Warum folgen wir ihnen dann nicht? Weil wir kein guter Gesprächspartner für uns selbst sind! Unser Unbewusstes muss überzeugt werden, weil es die Instanz ist, die sich dazu entschließt, zu fett und zu süß zu essen oder den ganzen Tag im Sessel zu verbringen. An das Unbewusste muss man sich also wenden, wenn man seine Gewohnheiten ändern will. Das ist tatsächlich leichter, als man es sich vorstellt, weil das Unbewusste für viele Informationswege empfänglich ist. Wir können in Büchern nachlesen, uns übers Fernsehen informieren, dem folgen, was unsere besten Freunde sagen (daher ist es wichtig, sich mit guten Einflüssen zu umgeben). Und dann sind da noch die Informationswege, über die wir uns nicht bewusst sind, auf die wir aber gleichwohl Zugriff haben. Es geht darum herauszufinden, wie man jahrelange schlechte Einflüsse abstellt und sich stattdessen neuen guten Einflüssen aussetzt.

Tanzen für eine bessere Entscheidungsfindung

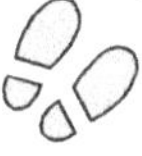

Führen Sie Marschschritte aus, wobei Sie eins, zwei, drei, vier zählen und mit dem rechten Fuß beginnen. Treten Sie fest mit dem Fuß auf. Dann stellen Sie den rechten Fuß bei Zählzeit eins vor sich, verlagern das

Gewicht bei Zählzeit zwei auf den linken Fuß und führen den linken bei Zählzeit drei neben den rechten Fuß zurück. Bei Zählzeit vier halten Sie die Füße ruhig, klatschen dafür in die Hände.

Diese Sequenz wiederholen Sie mehrfach, bis Sie den Rhythmus gefunden haben. Der Schritt bei Zählzeit eins wird abwechselnd mit dem rechten und linken Fuß ausgeführt. Dann benutzen Sie unter Beibehaltung des Rhythmus Ihre Arme bei Zählzeit zwei, drei und vier, um Ihren Ehrgeiz anzustacheln, und führen die ausdrucksvollen Gesten aus, die Ihnen in den Sinn kommen.

Link zum Anschauungsvideo: www.youtube.com/watch?v=DhcS2Mwd1Sc.

Unser Körper verändert sich täglich

Von der folgenden Einschränkung ist auszugehen: Wir neigen generell zu der Annahme, dass unser Körper eher bewahrender Natur ist und sich nicht verändert, ausgenommen das Fett, das man (schwer) verlieren oder (sehr leicht) zulegen kann. Daher sind wir überzeugt, dass eine körperliche Übung, die den Körper schließlich verwandelt, notwendigerweise sehr intensiv sein muss und ohne diese Intensität nicht wirkt. Doch intensive sportliche

Aktivitäten sind nicht dazu gedacht, auf Dauer ausgeführt zu werden, will sagen, womöglich lebenslang, sondern nur für einige kurze Perioden, während derer man die persönliche Herausforderung sucht, oder in Zeiten der Veränderungen im Leben oder mutiger Entschlüsse (etwa zum Jahresanfang).

Das moderne Leben ist heute voller Belastungen. So findet man es fast schon normal, stundenlang im Büro zu sitzen (es ist sogar in manchen Unternehmen verboten aufzustehen, um sich die Beine zu vertreten). Eine englische Meta-Analyse (eine globale Analyse aller Studien, die man zum Thema gefunden hat und die mehr als 800 000 Personen umfassten) hat gezeigt, dass man, sofern man jede Stunde nur eine Minute aufsteht, die Risiken für Diabetes Typ 2 bedeutend senkt, aber auch das Risiko für Herz-Kreislauf-Krankheiten, für Krebs (für manche Krebsarten, nicht alle) oder für vorzeitigen Tod (Wilmot, Edwardson u.a. 2012). Bleiben wir dagegen sitzen, stirbt unser Körper von innen.

Die erste in unserem Unbewussten verankerte Sicherheit, die es aufzulösen gilt, ist also die, es nütze nichts, ganz kleine Übungseinheiten durchzuführen. Weil es nämlich nicht stimmt. Wie soll man nun das Unbewusste davon überzeugen? Da man weiß, dass das gute Gefühl, das an eine Aktivität gebunden ist, im Gedächtnis eingespeichert ist, sollte man die entsprechende Erfahrung so angenehm wie möglich machen. Entscheiden Sie sich beispielsweise für einige Tanzschritte zu Ihrer Lieblingsmusik an einem sonnigen Plätzchen, vielleicht mit jemandem, den Sie besonders gerne mögen. Lassen Sie das schnell zur Routine werden, indem Sie sich entscheiden, eine Minute pro Stunde zu tanzen, wobei Sie auf Ihrem Computer bzw. Smartphone einen Weckruf einstellen können.

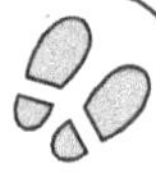

Ein Sonnentanz, um den Körper aufzuwärmen

(Zur Anpassung der circadianen Rhythmik [innere Körperrhythmen, die ca. 24 Stunden in Anspruch nehmen, etwa der Schlaf-Wach-Rhythmus] für unsere Neurotransmitter und Hormone)

Begeben Sie sich vor ein großes Fenster (oder gleich nach draußen, wenn möglich). Halten Sie sich gerade, die Beine auseinander (schulterbreit). Wählen Sie eine beschwingte Musik nach Wunsch; wenn nicht, zählen Sie die Takte.

Erste Serie zu acht Zählzeiten

Zählzeit 1: das linke Bein heben und dabei das Knie nach vorne beugen, den linken Oberschenkel innen mit der rechten Hand direkt unter dem Knie antippen
Zählzeit 2: das linke Bein zum Boden zurückführen
Zählzeit 3 und 4: die Takte 1 und 2 wiederholen
Zählzeit 5: das rechte Bein heben und dabei das Knie nach vorne beugen, den rechten Oberschenkel innen mit der linken Hand direkt unter dem Knie antippen
Zählzeit 6: das rechte Bein zum Boden zurückführen
Zählzeit 7 und 8: die Takte 5 und 6 wiederholen

Zweite Serie zu acht Takten

Wiederholung des oben Beschriebenen.

Dritte Serie zu acht Zählzeiten, von 1 bis 8

Tun Sie so, als würden Sie mit dem linken Fuß bei 12 Uhr, 9 Uhr und 6 Uhr »Fliegen zertreten«, wobei Sie mit dem Fuß in ca. 30 Zentimetern Entfernung einen Kreis vor sich auf den Boden zeichnen; auf der ungeraden Zählzeit wird »zertreten«, auf der geraden wird der Fuß leicht in die Kreismitte geführt und das Körpergewicht auf den rechten Fuß verlagert. Bei den Zählzeiten 7 und 8 das Körpergewicht wieder auf den linken Fuß im Zentrum bringen und den rechten Fuß entlasten.

Vierte Serie zu acht Zählzeiten, von 1 bis 8

Die »Fliegen« mit dem rechten Fuß bei 12 Uhr, 3 Uhr und 6 Uhr »zertreten« und in ca. 30 Zentimetern Entfernung einen Kreis auf den Boden zeichnen; auf der ungeraden Zählzeit wird »zertreten«, auf der geraden wird der Fuß leicht in die Kreismitte geführt und das Körpergewicht auf den linken Fuß verlagert. Bei den Zählzeiten 7 und 8 das Körpergewicht auf den rechten Fuß im Zentrum verlagern und den linken Fuß entlasten, um wieder von vorne anzufangen. Bei der Wiederholung das Tempo erhöhen!
Link zum Anschauungsvideo: www.youtube.com/watch?v=yZmekk84kx4.

Die zweite Sicherheit, die es in unserem Unbewussten aufzulösen gilt: die Überzeugung, dass unser Körper von unveränderlicher Festigkeit ist. Auch das ist falsch. Ganz wie das Gehirn ist auch der Körper des Menschen sehr plastisch. Seine sämtlichen Bestandteile sterben und erneuern sich regelmäßig. Im Verlauf einer Woche regeneriert sich unser Magen vollständig, und zehn Prozent unseres Skeletts werden alljährlich erneuert. Unsere Zellen haben eine begrenzte Lebensdauer, und ihre Aktivität ist gleichfalls vielen Veränderungen unterworfen. Ohne es zu wissen, werden wir regelmäßig neu erschaffen und neu programmiert, was uns demnach die Möglichkeit gibt, die Gesundheit »wiederherzustellen«, indem wir unsere Gewohnheiten ändern.

Und was noch wichtiger ist: Dieser Vorgang von Dekonstruktion und Rekonstruktion verläuft jedenfalls nicht identisch, sondern geschieht unter der Kontrolle durch unsere Hormone, die zahlreichen Schwankungen unterliegen, die ihrerseits aus unserer externen wie internen Umgebung stammen. Sportliche Menschen beziehen beispielsweise aus dieser Gegebenheit Vorteile, wenn sie sich in die Berge aufmachen, um zu trainieren, weil sie wissen, dass der geringere Sauerstoffgehalt in der Höhe ihre Produktion von Erythropoetin anregt; des Hormons, das die Produktion der roten Blutkörperchen bewirkt. Das gibt ihnen die Möglichkeit, beim nächsten Durchgang ein höheres Maß an Sauerstoff im Blut anzusammeln (manche übergehen diesen Lauf in den Bergen und lassen sich direkt Erythropoetin spritzen, um den gleichen Effekt zu erhalten, aber das ist eher Doping denn ein physiologischer Effekt!).

Den Körper zu spüren heißt auch, sein Gewicht zu spüren

Unser Knochengerüst bietet uns noch ein Beispiel für die ständige Neubildung des Körpers, die durch die jeweiligen Umstände modifizierbar ist. Astronauten wissen darum: Wenn sie ohne Schwerkraft im Weltraum sind, nehmen die Konsistenz ihrer Knochen und die Knochendichte ab (Osteoporose). Sie müssen daher während ihrer Weltraummission stundenlang ihren Körper trainieren, um eine ausreichende Dichte aufrechtzuerhalten, die ihr Körpergewicht aushält, wenn sie wieder auf der Erde zurück sind.

Zeitreise zur frühzeitigen Alterung

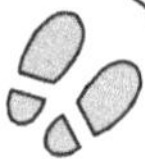

Der Weltraum ist für den menschlichen Körper eine extreme Umgebung, vor allem wegen der Mikrogravitation und der höheren Strahlung. Deren Auswirkungen auf den Körper ähneln in großem Maße denen eines beschleunigten Alterungsprozesses. Manche Anzeichen sind bereits nach wenigen Wochen sichtbar (Herz-Kreislauf-Schwäche), andere nach einigen Monaten (Osteoporose, Muskelatrophie, Anzeichen von Prädiabetes). Glücklicherweise sind diese Auswirkungen bei der Rückkehr der Astronauten zur Erde reversibel, und zwar durch ein entsprechendes Muskeltraining (Demontis, Germani u.a. 2017).

Die Auswirkungen der Mikrogravitation auf Astronauten haben uns die Augen für die ständige Erneuerung unseres Körpers und den Einfluss der Lebensumstände bzw. von äußeren Faktoren geöffnet. Um die Auswirkungen der Mikrogravitation auf der Erde nachzustellen und deren pathologische Effekte zu messen, haben die Forscher freiwillige Probanden sechzig Tage lang in den Zustand der Immobilität versetzt. Und tatsächlich hat die Tatsache, zwei Monate im Bett zu verbringen, Osteoporose sowie Muskelschwäche zur Folge gehabt (Kramer, Gollhofer u.a. 2017). Diese Ergebnisse sind sehr beunruhigend, denn selbst wenn man nicht sein ganzes Leben im Bett verbringt, sitzt man doch im Schnitt acht Stunden pro Tag; bei älteren Menschen sind es bis zu zehn Stunden. So viel Immobilität hat unvermeidlich Osteoporose zur Folge. Eine weitere Studie, die an mehr als 2000 Teilnehmern durchgeführt wurde, hat festgestellt, dass selbst bei Menschen, die regelmäßig sportlich aktiv sind, die im Sitzen verbrachte Zeit (objektiv mit einem Aktimeter gemessen) unmittelbar mit einer Senkung der Knochendichte verbunden war (Chastin, Mandrichenko u.a. 2014).

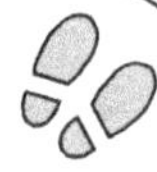

Gewohnheiten sind stärker als das Alter

Ist die altersbedingte Knochenerweichung unvermeidlich oder das Ergebnis von Verhaltensänderungen, die mit dem Alter auftreten? Die Forscher haben die Knochendichte von 1705 Menschen im Alter von 70 bis 95 Jahren gemessen und diese Probanden Fragebogen ausfüllen lassen. Im Gegensatz zu dem, was man annehmen konnte, zeigen die Ergebnisse, dass der Grad an Knochendichte in erster Linie mit den Lebensgewohnheiten zusammenhängt, vor allem mit sportlichen Aktivitäten, bei denen das Gewicht des eigenen Körpers getragen wird (hier wird das Tanzen erwähnt). Das Gewicht ist ein weiterer Faktor, der mit der Knochendichte verbunden ist. Abmagern wird zum Problem, wenn man alt ist; daher die Wichtigkeit, das Gewicht durch eine hochwertige Ernährung zu halten (Bleicher, Cuming u.a. 2011).

Die gute Nachricht lautet: Auch das Gegenteil ist wahr. Wenn man regelmäßig eine Aktivität ausübt, die die Auswirkungen der Schwerkraft spüren lässt, kann man wieder dichtere und festere Knochen bekommen. Die mit dem Altern verbundene Osteoporose ist also nicht schicksalhaft: Man kann sie verhindern, indem man ein körperliches Verhalten an den Tag legt, das für die Zeit unserer Jugend typisch war: hüpfen, laufen … und tanzen. Doch gibt es leider keine öffentlichen Spielplätze, wo Großeltern mit ihren Enkelkindern auf Klettergerüsten oder auf Schaukeln etc. herumturnen könnten. Und es fehlen auch Orte, wo sie zu ihrem Vergnügen tanzen können! Vor oder nach dem Bingo-Spiel, dem Bridge oder dem Bowling – versuchen Sie den Haka-Stammestanz, er ist gut zur allgemeinen Kräftigung, für die Konzentration und das Gedächtnis!

Ein rhythmischer Stammestanz

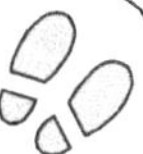

(in der Familie oder mit Freunden tanzen oder noch besser: Sie versöhnen sich mit Ihren Feinden!)

Stellen Sie sich einander gegenüber oder im Kreis auf, wenn Sie mehr als zwei sind (wenn einige Teilnehmer Gleichgewichtsprobleme haben, können sie im Kreis sitzen). Alle stampfen auf den Boden, abwechselnd mit beiden Füßen, im Rhythmus von ca. 70 Schlägen pro Minute. Man stampft auf den ersten drei Zählzeiten, aber nicht auf der vierten: Auf diese leere Zählzeit wird ein Laut gebildet. Haben die Teilnehmer den Rhythmus begriffen, beginnt z.B. der/die älteste Mitwirkende diese Leerstelle mit einem eigenen rhythmischen Laut zu füllen (produziert mit dem Mund, den Händen, den Fingern oder jedem anderen Körperteil). Die anderen Teilnehmer müssen nun diesen Ton auf der vierten Zählzeit des folgenden Takts nachmachen. Schließlich ist die Person rechts neben dem ältesten Teilnehmer an der Reihe, den Laut in der leeren Zählzeit des letzten Takts zu produzieren. Sie denkt sich einen Laut aus, den alle gut hören können, denn man muss ihn nachmachen, nachdem der erste Laut wiederholt wurde. Nun wird mit der Person zur Rechten fortgefahren, die die Staffel aufnimmt und die vierte Zählzeit des folgenden Takts ausfüllt. Insgesamt müssen alle Teilnehmer gemeinsam die bei jedem neuen Zusatz entstandenen Takte wiedergeben, ehe sie ihre eigene Kreation hinzufügen. Beim folgenden Durchgang behält man die gleichen »Takte« bei, doch ziehen alle ein wenig den Rhythmus an. Wer einen

Fehler macht, wird ausgeschlossen: Wer als Letzter bleibt, hat gewonnen.

Die Kräftigung unseres Skeletts hat viele heilsame Wirkungen auf unsere Gesundheit. Von den Hormonen in Gang gesetzt, die durch Körperübungen »geweckt« wurden, hat eine gute Knochendichte einen entsprechend guten Zustand unserer Rückenwirbel zur Folge. Wenn man älter wird, geht man sehr oft gebeugt, und viele Menschen verlieren mehrere Zentimeter an Größe infolge von Mikrofrakturen im Rückgrat. Eine gebeugte Haltung zieht Rückenschmerzen nach sich, dazu Probleme, aufrecht zu stehen (was das Problem offensichtlich nur noch verschlimmert), ferner eine allgemeine Verschlechterung der Haltung. Am Ende gleichen die Betroffenen geschrumpften Greisen! Die Qualität unserer Knochen beeinflusst zudem diejenige unserer Muskeln: Knochen in einem schlechten Zustand können keine Grundlage für kraftvolle Muskeln sein. Das wäre so, als wollte man ein starkes Gummiband zwischen zwei zarten Baguettes spannen. Weil schwache Knochen nur wenig Kraft aufbieten können, werden die mit diesen Knochen verbundenen Muskeln mangels Beanspruchung schrumpfen. Eine allgemeine Schwäche des Körpers ist die Folge, dazu kommt ein gestiegenes Sturzrisiko, was wiederum Verletzungen und Brüche nach sich zieht. In einer Studie, die in einem Altersheim an ambulanten Patienten, die älter als 65 Jahre waren, vorgenommen wurde, hat man eine jährliche Sturzrate von 66,8 Prozent gemessen!

Knochenbrüche heilen doch, oder?

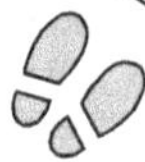

Brüche des Hüftgelenks infolge von Osteoporose können schwerwiegende Folgen haben, wenn nicht sogar tödliche. In 19 Prozent der Fälle müssen die Patienten anschließend in einem Altersheim bzw. Pflegeheim leben, und in zehn Prozent aller Fälle bleiben sie behindert. Verglichen mit Menschen gleichen Alters ohne Knochenbrüche wurde eine erhöhte Sterblichkeitsrate von 19 Prozent nach einem Bruch des Hüftgelenks festgestellt (Melton 2003).

Wenn man der Osteoporose nicht ab dem 40. Lebensjahr vorbeugt, hat man kein Recht, sich später zu beklagen! Sämtliche Forschungen unterstreichen die Bedeutung von Körperübungen, bei denen man das eigene Körpergewicht spürt, und wenn man sich an die verheerenden Folgen der Mikrogravitation im Weltraum erinnert, versteht man, dass man es nicht wagen sollte, das wunderbare Gefühl der Körper-Schwerkraft gering zu achten.

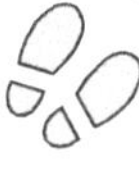

Das Körpergewicht tragen, um die Knochen anzuregen

Eine chinesische Studie hat die Auswirkungen von Tanz, Football und Schwimmen auf die Knochendichte verglichen. Sie zeigt, dass Tanzen, zusammen mit Football, eindeutig positive Auswirkungen hat. Schwimmen ist ohne Zweifel ein sehr nützlicher Sport, um das Knochenwachstum anzuregen, dennoch sollte man den eigenen Körper auch der Schwerkraft aussetzen (Yung, Lai u.a. 2005).

Beim Gehen spürt man bereits die Schwerkraft, doch Tanzen vergrößert den Effekt: Selbst wenn man sich auf den Boden sacken lässt, nachdem man auf den Zehen gestanden hat, vergrößert man die Schwerkraft. Variiert man die Bewegungen, kann man zudem jeden Teil des

Körpers einer Veränderung des Gewichts aussetzen, um dem gesamten Skelett etwas Gutes zu tun. Das Tanzen hat etwas Magisches an sich, sodass es den gesamten Organismus anregt. Auch elegante Tänze, bei denen man nicht hüpft, wie Walzer oder Slow Fox, brauchen eine langsame und kontrollierte Ausführung der Übertragung des Körpergewichts. Viele Volkstänze (schottische, irische, griechische oder der für englische Dörfer typische Morris Dance) beinhalten Sprünge (Verlagerung des Körpergewichts von einem Fuß auf den anderen). Diese Aktivität ist ideal, um die Festigkeit der Knochen anzuregen: Jeder Tanz, der regelmäßig betrieben wird, beeinflusst Ihre Knochen positiv.

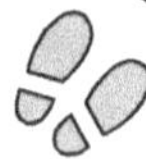

Nudging oder wie man das Unbewusste positiv beeinflusst

Wenn Sie diese paar Seiten gelesen haben, wird das Auswirkungen auf Ihr Unbewusstes zeigen, das in den folgenden Tagen alle Aktivitäten noch viel anziehender finden wird, die Sie zum Hüpfen bringen. Sie können diesen positiven Einfluss verstärken, indem Sie sich auf Internetseiten orientieren, nachdem Sie die Begriffe »Tanz« und »Wohltaten« eingegeben haben. Jeden Morgen erhalten Sie gratis eine kleine Botschaft, die Ihre Motivation anregt, einige Übungen auszuführen. Beginnen Sie gleich mit der unten dargestellten Übung und starten Sie den Neuaufbau eines »gut gerüsteten« Skeletts.

Eine Pause für die Knochen

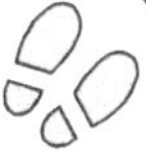

Wählen Sie eine Musik, die Sie an Ihre erste Liebe erinnert, und folgen Sie dem Rhythmus, wobei Sie beide Beine beugen und strecken. Fangen Sie an, indem Sie 90 Prozent Ihres Körpergewichts auf den linken und zehn Prozent auf den rechten Fuß bringen. Dann verlagern Sie das Gewicht allmählich auf den rechten Fuß, wobei Sie mit der Spitze kurz auf dem Boden auftippen (bei den Zählzeiten eins, zwei, drei, vier). Verfahren Sie danach umgekehrt und verlagern Sie Ihr Körpergewicht vom rechten auf den linken Fuß (Zählzeiten fünf, sechs, sieben, acht).

Nach viermaligem Wechsel fahren Sie mit einem gesprungenen Schritt fort, wobei Sie den linken Fuß vorbringen und gleichzeitig den rechten zurückführen. Halten Sie diese »Scheren«-Position (Zählzeit eins, zwei), vertauschen Sie durch einen Sprung die Füße: den rechten nach vorne, den linken nach hinten, halten Sie diese Position (Zählzeit drei, vier). Wiederholen Sie das Ganze einmal (Zählzeiten fünf, sechs, sieben, acht). Machen Sie zwei Wechsel und zwei »Scheren«-Sprünge.

Fällt Ihnen diese Fußarbeit leicht, machen Sie Boxerfäuste und »boxen« während der »Scheren«-Sprünge; den linken Arm und das linke Bein vor, dann das Gleiche mit rechts.

Link zum Anschauungsvideo: www.youtube.com/watch?v=1z4xYDVgNYQ.

Warum man seine Muskeln lieben sollte

Sportliche Aktivität bei der Prävention von Krankheiten ist immer schon als Mittel dargestellt worden, mehr Kalorien zu verbrauchen, um schlank zu bleiben, unsere Arterien zu entfetten oder Gewebe und Gehirn mit Sauerstoff zu versorgen. Solch eine Darstellung kann nur schwer motivieren, den eigenen Körper zu bewegen, da man das Fett in den Arterien weder riecht noch sieht und unser Gehirn den Anschein erweckt, ohne Anzeichen von Lähmung normal zu funktionieren (außer in pathologischen

Situationen fehlt es dem Gehirn nicht an Sauerstoff); und weil man uns stets erklärt hat, dass wir, um das Fett loszuwerden, viele lange und anstrengende Workouts brauchen, um auch nur den Hauch eines Resultats zu erzielen.

Die wahren Vorteile der Bewegung sind ganz andere, und sie zeigen sich schon bei der geringsten Muskelkontraktion! Dank moderner Techniken der Molekularbiologie hat man die sehr wichtige Rolle der Muskeln als endokrine Drüsen entdeckt, d.h. als Produzenten von Hormonen. Die Muskelkontraktion bewirkt die Produktion und Freisetzung Hunderter Botenstoffe, die direkt vor Ort eingreifen können, also bei den Muskeln, aber auch bei anderen Organen wie der Leber, der Bauchspeicheldrüse, dem Darm sowie den Knochen, den zirkulierenden Zellen des Immunsystems und beim Gehirn (Pedersen und Febbraio 2008). Diese Botenstoffe, die muskulären Ursprungs sind, werden als Myokine bezeichnet.

Noch stehen wir hier am Anfang und wissen kaum um die Feinheiten des wechselweisen Dialogs, der zwischen unseren Organen dank zahlreicher aus der Muskelkontraktion entstandener Moleküle stattfindet. Jedenfalls haben diese ersten Ergebnisse uns die Augen für die Funktionsweise unseres Körpers und Gehirns als Ganzes geöffnet – nebenbei versteht man auch besser, warum körperliche Inaktivität schlecht für den Körper ist: Wenn man sich nicht bewegt, unterbricht man den Dialog zwischen unseren verschiedenen Organen, die demnach nicht mehr gut funktionieren können. So ist es nicht erstaunlich, dass unerwartet Krankheiten auftreten (Pedersen 2009).

Unter den Myokinen findet man Wachstumsfaktoren und solche, die Entzündungen fördern oder hemmen; wieder andere, die den Stoffwechsel und die Gene regulieren; man findet Hormone und Moleküle, nach deren Funktion noch geforscht wird. Und es lohnt nicht, sich regelrecht abzuarbeiten, um von den guten Auswirkungen dieser Stoffe zu profitieren: In mindestens einer Studie wurde beobachtet, dass mäßige Körperübungen die Freisetzung einer größeren Menge an Myokinen bewirken als ein intensives Training (Yeo, Woo u.a. 2012).

Zu den für unsere Gesundheit besonders interessanten Molekülen gehören auch mehrere Wachstumsfaktoren wie etwa das Wachstumshormon (*Growth hormone*, GH), der *Insulin-like-growth factor*, der *Brain-derived neurotrophic factor* (BDNG), der *Fibroblast-growth factor 21* (FGF 21) oder das Testosteron (Bajer, Vlcek u.a. 2015). Dieser Verjüngungscocktail ist bei Bedarf erhältlich: Man muss nur aufstehen und einige Bewegungen machen, die man gut spürt. Muskeln stellen abgesehen vom Wasser 45 bis 60 Prozent unserer Körpermasse dar; sie sind demnach unsere größten endokrinen Drüsen. Je nach kontrahierter Muskelgruppe kann sich die Art der Myokine ändern, und wir wissen, dass deren Produktion außerdem dem circadianen Rhythmus folgt (Petrenko, Saini u.a. 2016), daher wissen wir, wie wichtig es ist, regelmäßig die Muskeln im gesamten Körper zu stimulieren, um das Gleichgewicht unserer gesamten Körperfunktionen zu erhalten.

Bei genauem Nachdenken sind all diese Informationen sehr wohl geeignet, unsere psychischen Barrieren angesichts der Vorstellung, eine körperliche Aktivität auszuüben, zum Einsturz zu bringen. Keine Zeit? Es dauert nur eine Minute! Keine Kraft? Die braucht man nicht, weil schon eine bescheidene Übung ebenso wirksam, wenn nicht sogar wirksamer als eine intensive ist! Sie können überhaupt nichts tun? Das ist kein Wettbewerb – jeder und jede kann sich zu Musik bewegen! Sie haben keine Lust? Okay, aber wenn man die Bilder, die man von Spitzenleistungen, Vorführungen, Erschöpfung und Schmerzen im Kopf hat, ganz einfach beiseiteschiebt? Und wenn man sich sagt, dass jedes Aufstehen, bei dem man Arme und Beine bewegt, Millionen von leidenden Zellen wiederbelebt und jedem Teil unseres Körpers die Informationen gibt, die er braucht, um richtig zu funktionieren? Geben Sie es zu, das ist doch gleich viel anziehender, oder?

Eine Minute für die Muskeln

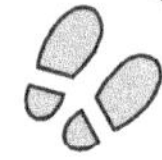

Stellen Sie sich mit gegrätschten Beinen hin, die Knie durchgedrückt. Bringen Sie den rechten Arm nach vorne, als wollten Sie mit der Hand »Stopp« sagen, wobei der Arm gestreckt ist (Zählzeit eins, zwei); tun Sie dann das Gleiche mit linkem Arm und linker Hand, während die rechte Hand an ihrem Platz bleibt (Zählzeit drei, vier). Überkreuzen Sie dann die Arme so, dass die rechte Hand über die linke geführt wird; die Arme bleiben gestreckt (Zählzeit 5 und 6). Dann überkreuzen Sie andersherum, führen die linke Hand über der rechten, immer mit gestreckten Armen (Zählzeit 7 und 8). Führen Sie nun beide Arme zurück; die Hände berühren sich dann hinter dem Rücken (bzw. werden dort so nahe wie möglich zusammengebracht), während Sie gleichzeitig mit dem linken Fuß einen Schritt nach vorne machen, ohne den rechten Fuß zu bewegen (Zählzeit 1 und 2); bringen Sie dann die Arme vor den Körper, klatschen Sie in die Hände, wobei der linke Fuß neben den rechten geführt wird (Zählzeit 3 und 4). Führen Sie die Arme erneut hinter den Rücken, wobei dieses Mal der rechte Fuß vorgesetzt wird (Zählzeit 5 und 6); bringen Sie den rechten Fuß zurück neben den linken und die Arme vor den Körper, dann klatschen Sie in die Hände (Zählzeit 7 und 8). Diese Tanzübung wiederholen Sie fünf- bis sechsmal.

Nach einigen Tagen werden Sie Ihre Muskeln genügend reaktiviert haben und mehr Geschmeidigkeit im Rücken spüren.

Link zum Anschauungsvideo: www.youtube.com/watch?v=3DP1KTfuilM.

Mein Immunsystem und ich

Es gibt einen treuen und kompetenten Wachposten für unsere Gesundheit, der aus Millionen von Zellen und Botenstoffen besteht: unser Immunsystem. Sein Gleichgewicht muss sehr fein ausbalanciert sein: Ist es zu aktiv, entwickeln sich sogenannte Autoimmunkrankheiten; ist es nicht aktiv genug, nehmen Viren, Bakterien oder auch Krebszellen überhand. Über- oder Unterstimulation sind also niemals wünschenswert, weil jede Übertreibung in diese oder jene Richtung in eine pathologische Situation münden kann. Doch unser Immunsystem hat nur zwei Regelknöpfe. Um seine Funktion ausüben zu können, muss es an allen Fronten präsent sein und dort sehr gut reagieren. Also ist es in Gestalt von Zellen in unserem Organismus verteilt, die im Blut oder in der Lymphe zirkulieren und sogar in die Zellen unserer Organe eindringen, auch in den Darm und das Gehirn. Anders gesagt: Es schickt überall Moleküle hin, die wie Geheimagenten wirken.

Lange Zeit hat man das Immunsystem erforscht, als wäre es vom Rest des Körpers unabhängig. Doch später hat man sich allmählich klar gemacht, dass es in Zusammenhang mit dem endokrinen und dem Nervensystem steht. In den 1980er-Jahren ist eine neue Disziplin entstanden: die Psychoneuroendokrinologie, die die Interaktionen zwischen den verschiedenen Kommunikationswegen des menschlichen Körpers erforscht.

Was das Immunsystem angeht, ist Gleichgewicht das oberste Gebot, da derselbe Botenstoff positive oder negative Wirkungen haben kann, je nach der Menge, die davon zirkuliert; und dieser Botenstoff kann eine erwünschte Wirkung auf ein Organ haben, eine schädliche aber auf ein anderes. Deshalb hat unser Immunsystem eine höchst symbolische Funktion, da es die Instanz ist, die bestimmt, welche Zellen es tötet und welche es leben lässt. Man versteht allmählich, wie es in Koordination mit dem neuronalen und dem hormonalen System vorgeht. Es ist auf eine bestimmte Weise der Garant unserer Identität, weil es sämtliche fremde, im Körper umherziehende Zellen eliminiert oder neutralisiert, auch Zellen unseres eigenen Körpers, die sich fehlentwickelt haben. Es wurde sogar vorgeschlagen, das Immunsystem zu unserem sechsten Sinn zu erklären, weil es dem Gehirn, ohne dass wir es merken, Informationen über Krankheiten kommuniziert, die gerade ablaufen (Blalock 2015)!

Die erste große Entdeckung, die in Zusammenhang steht mit dieser Überkreuz-Kommunikation, ist der Mechanismus, durch den die verschiedenen Stress-Situationen im täglichen Leben uns krank machen. Bis zu diesem Zeitpunkt sprach man von psychosomatischen Krankheiten – ein abwertender Begriff, der zu besagen schien, dass diejenigen, die infolge von großem Stress krank werden, sich in ihrem Kopf Geschichten erzählen, die sie dann dementsprechend psychisch krank machen. Heute ist dieser Begriff in der Wissenschaft fest verankert, und zwar über die Achse Hypothalamus-Hypophyse-Corticotropin: Bei Stress kann man die Beförderung neuronaler Impulse sichtbar machen, die auf die Nebennierendrüsen einwirken, um die Freisetzung von Corticosteroiden zu befördern, und zwar in gefährlich hoher Menge – die Folge sind Entzündungen.

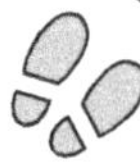

Stress und Krebs

Lange der Polemik ausgesetzt, ist die Rolle von Stress heute durch Studien am Menschen und auch durch Experimente bei Tieren nachgewiesen: Stress bewirkt, erweitert und verstärkt Krebs durch die übermäßigen Reaktionen, die er im sympathischen Nervensystem und der Achse Hypothalamus-Hypophyse-Corticotropin auslöst. Kortisol und Adrenalin verwandeln, wenn sie über einen langen Zeitraum und im Übermaß vorhanden sind, normale Zellen in Krebszellen, stimulieren ferner die Entwicklung von Blutgefäßen um die Tumore, was diese Tumoren sehr gut wachsen lässt. Dieselben Hormone spielen auch eine Rolle bei der Bildung von Metastasen. Drei gute Gründe also, sich für eine Lebensweise mit weniger Stress zu entscheiden (Thaker, Lutgendorf u.a. 2007).

Diese Forschung verändert zwangsläufig unser Verständnis vom Körper. Das Immunsystem produziert Hunderte von Botenstoffen, die an Horror- oder Science-Fiction-Filme denken lassen: Interleukine, Interferon oder natürliche Killerzellen (NK-Zellen) … Je mehr man sie studiert, desto mehr versteht man, dass diese zirkulierenden Moleküle auf zahlreiche Ziele außerhalb des Immunsystems einwirken. Um hierfür ein Beispiel zu geben: Interleukin 6 wurde vor 25 Jahren als stimulierender Faktor für B-Zellen entdeckt, die in unserem Immunsystem Antikörper produzieren. Heute weiß man, dass sie auch die Tätigkeit von Leptin erweitern, des Hormons, das dem Gehirn unsere Menge an Fett signalisiert (Sadagurski, Norquay u.a. 2010). Während der Aktivität von den Muskeln freigesetzt (Pedersen und Pedersen 2005), ermöglicht es die Differenzierung von Zellen, die Insulin produzieren; es wirkt gegen manche Krebsarten und hat als Entzündungsmediator eine Wirkung auf das Gehirn (Suzuki, Tanaka u.a. 2009).

Tanzen, um Stress abzubauen

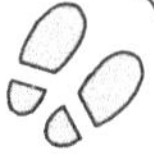

Bringen Sie den rechten Fuß überkreuz vor den linken und verlagern Sie den größten Teil Ihres Oberkörpergewichts (aber nicht alles), indem Sie die Ferse des linken Fußes heben; das Knie des linken Beins muss gebeugt werden, das rechte Bein bleibt gestreckt (Zählzeit 1). Stellen Sie die Ferse des linken Fußes wieder ab (Zählzeit 2) und setzen Sie den rechten Fuß neben den linken, beide Beine gestreckt (Zählzeit 3 und 4).

Bringen Sie den linken Fuß überkreuz vor den rechten und verlagern Sie fast das ganze Gewicht des Oberkörpers, wobei Sie das linke Bein gestreckt halten, das rechte ist gebeugt, und die Ferse des rechten Fußes wird gehoben (Zählzeit 5). Stellen Sie die Ferse des rechten Fußes auf den Boden (Zählzeit 6) und bringen Sie den linken wieder neben den rechten Fuß, beide Beine gestreckt (Zählzeit 7 und 8).

Dann nehmen Sie die Arme hinzu: Halten Sie Ihre Ellbogen im rechten Winkel zu den nach unten gerichteten Händen, die also die Verlängerung Ihrer Arme bilden. Wenn Sie den rechten Fuß vorsetzen, drehen Sie den Körper leicht nach rechts und bringen den linken Arm und die linke Hand nach vorne, wobei Sie zugleich den rechten Arm und die rechte Hand zurückführen. Sie setzen den linken Fuß vor und drehen Sie den Körper dabei leicht nach links, bringen Sie dabei den rechten Arm und die rechte Hand nach vorn, ziehen Sie zeitgleich den linken Arm und die linke Hand zurück. Wiederholen Sie diese Sequenz ungefähr zehnmal. Stampfen Sie fest mit den Füßen auf den Boden, wenn Sie sie vor sich kreuzen; achten Sie darauf, die rechte Schulter zurückzuhalten, wenn Sie den rechten Arm zurückführen; das Gleiche gilt für den linken Arm. Link zum Anschauungsvideo: www.youtube.com/watch?v=kgaIZo_uCP0.

Vorbeugen, manchmal auch heilen: Das Gleichgewicht bewahren

Dieses Sichüberkreuzen von Informationen zwischen Immun-, Hormon- und Nervensystem heißt auch, dass man riskiert, wenn man auf ein bestimmtes System einwirkt, ein anderes zu stören. Das kann sehr ernste Konsequenzen haben. So haben Forscher den Weg gefunden, Hepatitis C mit Interferon zu behandeln. Dabei haben sie mit Erstaunen beobachtet, dass fast die Hälfte der so behandelten Patienten eine schwere Depression entwickelte, von der sich zeigte, dass sie mit einer fehlenden Verbindung im Nervennetz ihres Gehirns zusammenhing (Dipasquale, Cooper u.a. 2016). Im Gegenzug eröffnete das Hin und Her von Informationen zwischen den drei Kommunikationssystemen neue therapeutische Wege. Viele psychische Krankheiten, darunter auch Depression, aber auch Schizophrenie oder bipolare Störungen, schienen an einen Entzündungsvorgang gekoppelt zu sein (Dantzer 2018). Was wiederum neue Perspektiven eröffnet, zum Beispiel die, den Serotonin- oder Adrenalinspiegel im Gehirn zu steigern.

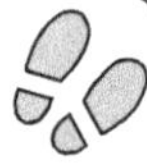

Ist Altern eine Folge von Entzündungen?

Eine Entzündung ist generell das Zeichen, dass die Dinge nicht so funktionieren, wie sie sollten. Entzündungen führen auch zu einer Beschädigung unserer Organe. Eine Studie, die ältere mit jüngeren Teilnehmern verglichen hat, kam zu dem Schluss, dass die Älteren, sogar ohne krank zu sein, einen höheren Zytokin-Spiegel aufwiesen, der Entzündungen befördert. Je älter man wird, desto mehr baut der Körper ab. Das ist doch nicht verwunderlich, werden Sie sagen! Doch möchte die Forschung in den nächsten Jahren diesem Abbau zuvorkommen, indem der Zytokin-Spiegel abgesenkt wird. Denken Sie aber bloß nicht daran, das alleine anstellen zu können, indem Sie sich Hals über Kopf in intensive sportliche Aktivitäten stürzen: Das hat derart negative Auswirkungen zur Folge, dass es für die Forscher gar ein Modell für das Altern darstellt (Pedersen, Bruunsgaard u.a. 2000)!

All diese neuen Daten haben eine sehr klare Botschaft: Unser Körper besteht aus Molekülen, die alle untereinander agieren und dabei einem so komplexen Mechanismus folgen, dass es schon an ein Wunder grenzt. Das Beste, was wir für unser Wohl tun können, ist also, das Gleichgewicht der Moleküle so gut wie möglich zu halten. Anstatt unsere Gesundheit über die Klippen eines gesundheitsschädigenden Lebens stolpern zu lassen, sollten wir die gewaltige Formbarkeit unseres menschlichen Körpers respektieren und aus ihm in jedem Augenblick ein Instrument der Lebensfreude machen! Das Vergnügen, für das unser Körper geschaffen worden ist, wird sehr oft ignoriert, und das angelsächsische Sprichwort »*Use it or lose it*« ist von grausamer Wahrheit: Alles, was nicht oder wenig benutzt wird, verschlechtert sich.

Derzeit gibt es keine Studien, die die Auswirkungen des Tanzens auf unser Immunsystem exakt belegen, doch die Frage ist sicher nicht so sehr, dass wir wissen wollen, wie man dieses System stimuliert (da die Stimulierung gleichermaßen Schäden nach sich ziehen kann wie eine zu geringe Aktivität). Es geht vielmehr darum herauszufinden, wie das bestmögliche Gleichgewicht zwischen den verschiedenen Kommunikationswegen garantiert werden kann, um ein ausgeglichenes Funktionieren des Körpers zu gewährleisten. Man findet eine Antwort hierauf in den Experimenten, die zu den Auswirkungen körperlicher Aktivität durchgeführt wurden. Recht systematisch hat ein intensives Training verheerende Folgen, die denen von Stress ähneln, während dagegen ein maßvolles Training zur Quelle unseres Wohlbefindens wird (Simpson, Kunz u.a. 2015; Pedersen und Bruunsgaard 1995).

Salsa tanzen, um das Immunsystem anzuregen

Ein Immunsystem, das auf Halbmast gesetzt ist, macht uns für Infektionen angreifbarer; dagegen kann es, wenn es überstimuliert wird, unsere eigenen Zellen angreifen und damit Autoimmunkrankheiten bewirken. Ausgleich ist demnach das Schlüsselwort, und dieser Ausgleich wird erstaunlicherweise durch unsere Muskelaktivität gewährleistet, weil diese wesentliche Botenstoffe bzw. Myokine freisetzt, die unsere Organe zum Dialog anregen. Im Klartext: Es geht nicht darum, sich mit penibel ausgeführten Übungen zu schinden; es wäre viel besser, sich regelmäßig in physiologischen Dosen zu bewegen, die als angenehm empfunden werden und alle unsere Muskelgruppen einbeziehen. Meiner Meinung nach ist Salsa ideal, um das Gleichgewicht im Immunsystem aufrechtzuerhalten, weil sich der ganze Körper bewegt. Zudem ist es ein leichter und ungezwungener Tanz, der nicht allzu viel Überlegung und Konzentration erfordert. Sicher gibt es zig Figuren; ist man aber erst einmal im Rhythmus, reicht es, der Musik zu folgen und den Grundschritt auszuführen, um die positiven Auswirkungen dieses Tanzes zu erfahren.

Grundschritt für Salsa

Die Knie sind beweglich, die Hände hält man vor sich auf Höhe des Nabels, die Ellbogen stehen seitlich heraus, sodass man die Hände bewegen kann, die kleine Kreise ausführen, im selben Rhythmus wie die Schritte. Auf Zählzeit eins den linken Fuß vorsetzen und dabei fast das gesamte Körpergewicht verlagern. Bei Zählzeit zwei das Körpergewicht auf den hinteren rechten Fuß verlagern, der nicht bewegt wurde (mit dem linken Fuß stampfen). Zwischen Zählzeit eins und zwei wird das Körpergewicht vor- und zurückverlagert. Bei Zählzeit drei setzen Sie den linken Fuß neben den rechten; bei Zählzeit vier bewegt man sich nicht (bereitet mental den rechten Fuß für den folgenden Schritt vor). Bei Zählzeit fünf wird der rechte Fuß mit fast dem gesamten Körpergewicht nach hinten versetzt. Bei Zählzeit sechs verlagert man das Körpergewicht von hinten nach vorne, damit es wieder auf den linken Fuß kommt, der nicht bewegt wurde. Bei Zählzeit sieben wird der rechte Fuß neben den linken gestellt. Bei Zählzeit acht bewegt man sich nicht, bereitet sich dafür vor, mit dem linken Fuß neu zu beginnen, der bei der folgenden Zählzeit eins vorgesetzt wird.

Link zum Anschauungsvideo: www.youtube.com/watch?v=MicV5I_NHxI.

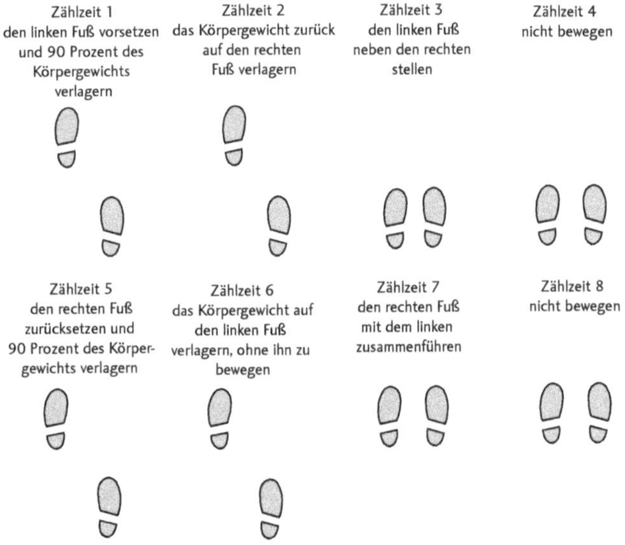

Zählzeit 1
den linken Fuß vorsetzen und 90 Prozent des Körpergewichts verlagern

Zählzeit 2
das Körpergewicht zurück auf den rechten Fuß verlagern

Zählzeit 3
den linken Fuß neben den rechten stellen

Zählzeit 4
nicht bewegen

Zählzeit 5
den rechten Fuß zurücksetzen und 90 Prozent des Körpergewichts verlagern

Zählzeit 6
das Körpergewicht auf den linken Fuß verlagern, ohne ihn zu bewegen

Zählzeit 7
den rechten Fuß mit dem linken zusammenführen

Zählzeit 8
nicht bewegen

Grundschritt für Cucaracha

Sobald Sie den Salsa-Grundschritt beherrschen, können Sie die Cucaracha anhängen. Rhythmus und Fußstellung sind die gleichen, doch anstatt den freien Fuß vor- und zurückzusetzen, bringt man Füße und Körpergewicht abwechselnd zur Seite (nach links bei Zählzeit 1 bis 4, nach rechts bei Zählzeit 5 bis 8).

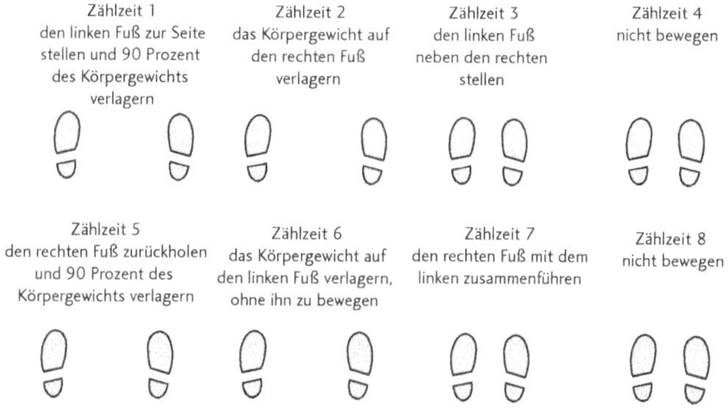

Zählzeit 1
den linken Fuß zur Seite stellen und 90 Prozent des Körpergewichts verlagern

Zählzeit 2
das Körpergewicht auf den rechten Fuß verlagern

Zählzeit 3
den linken Fuß neben den rechten stellen

Zählzeit 4
nicht bewegen

Zählzeit 5
den rechten Fuß zurückholen und 90 Prozent des Körpergewichts verlagern

Zählzeit 6
das Körpergewicht auf den linken Fuß verlagern, ohne ihn zu bewegen

Zählzeit 7
den rechten Fuß mit dem linken zusammenführen

Zählzeit 8
nicht bewegen

Um die Salsa zu zweit zu tanzen, stellen sich der Führende und die Geführte gegenüber auf. Sie können sich an den Händen halten (der Führende mit der Handfläche nach oben, die Geführte richtet sie nach unten). Sie können auch die geschlossene Haltung einnehmen (der Führende hat die rechte Hand auf dem Schulterblatt der Geführten, der Ellbogen ist gebeugt, wobei die rechte Hand der Geführten gehalten wird, die ihre linke Hand auf der Höhe des rechten Arms des Führenden hat). Der Führende beginnt mit dem linken Fuß nach vorne beim Grundschritt, die Geführte mit dem rechten Fuß nach hinten. Bei der Cucaracha eröffnet der Führende mit dem linken Fuß seitwärts nach links, die Geführte mit ihrem rechten Fuß nach rechts.

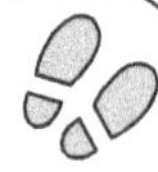

Nach einer Zäsur das Gleichgewicht wiederfinden

Unser neues Verständnis des Immunsystems, auch seiner Komplexität, seiner Interaktionen mit dem Körper und der Myriaden von Einflüssen, die es stören können, hat paradoxerweise viel Hoffnung bei der Behandlung all jener geheimnisvollen Krankheiten ausgelöst, die die meisten Autoimmunkrankheiten ja sind (von einem Tag auf den anderen fängt unser Körper an, ohne dass wir den Grund wüssten, sich von innen her anzugreifen). Wenn wir an die wichtige Rolle der Muskeln als endokrine Drüsen denken, vor allem als Ursprungsort zahlreicher Moleküle, die aktiv auf das Immunsystem einwirken, verfügen wir über ein preiswertes und einfaches Mittel, um ein gestresstes System wieder ins Gleichgewicht zu bringen: die körperliche Aktivität. In einer Studie an Patienten, die an Autoimmunkrankheiten litten, darunter multiple Sklerose, rheumatoide Arthritis, Lupus und Reizdarm, wurden ungefährliche körperliche Aktivitäten eingesetzt, und tatsächlich wurde eine Verbesserung ihrer Krankheit festgestellt, dazu eine bessere Gelenkigkeit, weniger Erschöpfung, bessere Stimmung, weniger Schmerzen, mehr Muskelkraft und eine verbesserte kognitive Funktion (je nach Krankheit unterschiedlich) (Sharif, Watad u.a. 2018; Lundberg und Nader 2008). Die Forscher sind überzeugt, dass der hormonelle Effekt einer maßvollen körperlichen Übung, bei der entzündungshemmende Moleküle freigesetzt werden, die Erklärung ist, die sich hinter einer großen Anzahl dieser Fortschritte verbirgt (Lancaster und Febbraio 2014).

Sämtliche Ergebnisse, die das Immunsystem betreffen, bestätigen die Notwendigkeit, eine körperliche Aktivität zu betreiben, die keine Schmerzen verursacht, sondern ein angenehmes Gefühl bewirkt. Das ist ganz offensichtlich der Fall beim Tanzen. Bewegt man sich rhythmisch zur Musik und tanzt koordiniert mit anderen Menschen, hat man körperlichen Kontakt mit einem Partner, kommen weitere wohltuende Eigenschaften hinzu. Weil die

Musik auf die Achse Hypothalamus-Hypophyse-Corticotropin sowie auf das Immunsystem einwirkt, hat sie bekannte entzündungshemmende Eigenschaften (Yamasaki, Booker u.a. 2012). Oxytocin wirkt sehr stark auf das Immunsystem ein und hat dabei eine entzündungshemmende und antiseptische Wirkung; es lindert Autoimmunkrankheiten, die mit Stress verbunden sind, und beschleunigt die Heilung von Verletzungen (Li, Wang u.a. 2016). Man weiß, dass tatsächlich Oxytocin freigesetzt wird, wenn man sich in einer Gruppensituation befindet, sich beispielsweise gemeinsam mit anderen Menschen rhythmisch bewegt wie beim Tanzen und vor allem beim Paartanz (Ross und Young 2009).

Überraschende Auswirkungen des Tanzens auf neurodegenerative Krankheiten

Immer mehr wissenschaftliche Studien erscheinen, die die erstaunlichen Auswirkungen des Tanzens auf neurodegenerative Krankheiten wie Parkinson oder Alzheimer zeigen (McKee und Hackney 2013; Duncan und Earhart 2014; Hashimoto, Takabatake u.a. 2015; Porat, Goukasian u.a. 2016; Lazarou, Parastatidis u.a. 2017). Diese Ergebnisse sind faszinierend, weil man sieht, wie bei den Patienten eine körperliche Mobilität zurückkehrt, die man bei ihnen bereits für immer verloren glaubte. Ganz zu schweigen davon, dass das Tanzen ihnen die Möglichkeit gibt, komplexe und koordinierte Schritte auszuführen, was angesichts ihres Zustands vielleicht sogar an ein Wunder grenzt.

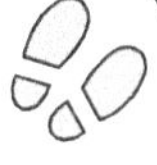

Gesellschaftstanz gegen Neurodegeneration

Eine ganze Reihe von neurokognitiven Tests ist mit zwei Gruppen von Patienten gemacht worden, die an Amnesie mit leichter Degeneration litten; vor und nach einem Zeitraum von zehn Monaten. Während dieser Zeit betrieb die erste Gruppe (66 Personen) Gesellschaftstanz, während die zweite Gruppe (63 Personen) ihre gewohnte Lebensweise beibehielt. Am Ende der zehn Monate hat die Gruppe der Tänzer in allen Tests bessere Ergebnisse erzielt, die Gedächtnis, Reaktionsschnelligkeit und exekutive Funktionen betrafen, die uns ermöglichen, Strategien zu planen, zu organisieren und auszuarbeiten (Lazarou, Parastatidis u.a. 2017).

Wir haben bereits festgestellt, dass man immer mehr über die Vermehrung von Entzündungsmolekülen im Alter sowie über die Implikationen von Entzündungen bei vielen psychischen Krankheiten weiß. Eine maßvolle Körperübung hat eine entzündungshemmende Wirkung im ganzen Körper, dank zahlreicher durch Muskelbewegungen freigesetzter Moleküle, die auf unser Immunsystem einwirken. Der Nutzen des Tanzens, das eine gemäßigte Form von Aktivität darstellt, kommt daher, doch nicht ausschließlich. Tatsächlich konnten die Forscher auch beobachten, dass die Motivation zum Tanzen generell stärker ist als die, eine Folge von Übungen zu machen, so leicht diese auch sein mögen. Diese Motivation rührt her von: 1) dem Gefühl, sich den eigenen Körper im Raum wieder anzueignen; 2) den positiven Resultaten einer sozialen Aktivität; 3) der Rhythmisierung von Handlungen. Diese drei Arten der Aktivierung haben Auswirkungen auf Körper und Gehirn, die einander ergänzen. Bei Menschen, die wohlauf sind, erzielt man Resultate über die Motivation, sich zu bewegen; bei Menschen aber, die an neurodegenerativen Krankheiten leiden, wurden andere Auswirkungen entdeckt, die sehr nützlich zur Bekämpfung der Krankheit sind. Studien mit bildgebenden Verfahren zum Gehirn zeigen, dass Schlüsselstrukturen des Gehirns aktiviert werden, wenn man den Rhythmus der Musik herausfinden muss, um seine

Schritte anzugleichen: die motorischen Bereiche, die Ganglien an der Schädelbasis und das Kleinhirn, Bereiche also, die bei manchen durch Parkinson geschädigt sind. Die Verbesserung der Bewegungen bei Kranken scheint von der Stimulation der motorischen Bereiche durch Musik herzurühren (Nombela, Hughes u.a. 2013). Diese Eigenschaft, die heute gut bekannt ist, wird seitdem eingesetzt, um die Krankheit zu behandeln, entweder mit Musik oder mit einem Metronom, das den Rhythmus angibt. Nach mehreren Übungssitzungen wurde eine Verbesserung der alltäglichen Lebensbewältigung beobachtet, auch ohne Musik und Metronom (Bruin, Doan u.a. 2010)!

Tanz für das Gleichgewicht

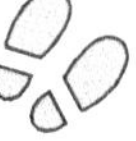

Machen Sie einen Schritt nach vorne, indem Sie den linken Fuß vor den rechten setzen (Zählzeit eins); heben Sie den rechten Fuß und tippen Sie mit der Fußspitze direkt hinter der Ferse des linken Fußes (Zählzeit zwei). Bringen Sie das Körpergewicht auf den rechten Fuß nach hinten (Zählzeit drei), heben Sie den linken Fuß und tippen Sie mit der linken Fußspitze auf den Boden, direkt vor dem rechten Fuß (Zählzeit vier). Zeichnen Sie mit der linken Fußspitze einen Halbkreis, wobei Sie den rechten Fuß von vorne nach hinten bringen, danach beschreiben Sie einen Halbkreis links (Zählzeit fünf und sechs), dann tippen Sie zweimal mit der linken Fußspitze hinter der Ferse des rechten Fußes auf (Zählzeit sieben und acht).

Stellen Sie nun den linken Fuß hinter den rechten (Zählzeit eins), stellen Sie den rechten Fuß neben den linken (Zählzeit zwei), kreuzen Sie den linken Fuß vor dem rechten (Zählzeit drei), setzen Sie dann den rechten neben den linken Fuß, ohne das Gewicht des Oberkörpers aufzusetzen (Zählzeit vier). Machen Sie einen Schritt nach vorne, indem Sie den rechten Fuß vor den linken setzen (Zählzeit eins), tippen Sie mit der linken Fußspitze direkt hinter der rechten Ferse (Zählzeit zwei). Verlagern Sie das Körpergewicht auf den linken Fuß (Zählzeit drei) und tippen Sie mit der rechten Fußspitze direkt vor dem linken (sic!) Fuß. Zeichnen Sie einen Halbkreis mit der rechten Fußspitze, wobei Sie mit dem linken Fuß von vorne nach hinten gehen (nach rechts, Zählzeit fünf und sechs), tippen Sie danach zweimal mit der rechten Fußspitze hinter der Ferse des linken Fußes (Zählzeit sieben und acht).

Stellen Sie nun den rechten Fuß hinter den linken (Zählzeit eins), setzen Sie den linken Fuß neben den rechten (Zählzeit zwei), kreuzen Sie den rechten Fuß vor dem linken (Zählzeit drei) und setzen Sie den linken Fuß neben den rechten, ohne das Gewicht nach oben zu bringen (Zählzeit vier).

Beginnen Sie wieder von Anfang!

Diese Tanzübung lässt sich zu einer eher langsamen Musik ausführen. Wenn Sie die Schritte beherrschen, können Sie beide Hände auf Höhe der linken Schulter kurz zusammenführen, während Sie den linken Fuß vorsetzen (erster Teil), dann bringen Sie die Hände auf die Hüften oder hinter den Rücken. Wenn Sie den rechten Fuß vor den linken setzen (dritter Teil), können Sie beide Hände auf Höhe der rechten Schulter kurz zusammenführen, ehe Sie die Hände auf die Hüften oder hinter den Rücken bringen.

Link zum Anschauungsvideo: www.youtube.com/watch?v=Cc8ZJLneh_s

Weil das Tanzen wegen seines jederzeit veränderbaren physischen Niveaus und der stufenweisen Schwierigkeit eine von allen ausführbare soziale Aktivität darstellt, greift man oft darauf zurück, um körperlich fragile Menschen wie Senioren und vor allem von Amnesie, Demenz oder Alzheimer Betroffene zur Bewegung zu motivieren. Kommt das daher, weil man sich sagt, wenn es schon nichts nützt, so schadet es auch nicht? Nein. Tatsächlich können wir heute auf mehrere Studien verweisen, die zeigen, dass das Tanzen unzweifelhaft wohltuend ist! Menschen, die lange Jahre getanzt haben, erreichen ein fortgeschrittenes Alter mit weniger kognitiven Problemen und weitaus besseren Resultaten bei Tests zu Gedächtnis und Lernfähigkeit als vergleichbare Menschen, die nie getanzt haben (Porat, Goukasian u.a. 2016). Die Gruppe der Tänzer weist auch weniger Personen auf, bei denen Gedächtnisprobleme diagnostiziert wurden (45 Prozent), als die Nichttänzer (65 Prozent).

Und wenn man vorher niemals getanzt hat: Lohnt es sich, so spät damit anzufangen? Eine Studie aus den USA bejaht dies eindeutig. Die Forscher wollten zeigen, dass Tanzen direkt auf das Gehirn einwirkt und dass die beobachteten Auswirkungen nicht von einer besseren Blutzirkulation oder einem besseren Zustand des Herz-Kreislauf-Systems abhingen. Deshalb haben sie ältere Menschen von guter Gesundheit ausgewählt, die seit fünf Jahren weder getanzt noch Sport getrieben hatten. Die Forscher bildeten zwei Gruppen: Die erste nahm während sechs Monaten einmal pro Woche eine Stunde lang an angeleiteten Tanzstunden teil, die zweite Gruppe hat vor und nach den sechs Monaten Training lediglich die gleichen Tests wie die Experimentalgruppe absolviert. Diese Tests betrafen die Fähigkeit, feine Bewegungen auszuführen, das Gedächtnis, die Aufmerksamkeits- und Lernfähigkeit, Visuospatialfunktionen (Reaktionszeit, Haltung, Sensibilität, Berührung) sowie den Zustand des Herz-Kreislauf-Systems. In der Kontrollgruppe wurde – wie zu erwarten, da diese Menschen sechs Monate lang nicht tanzten, sondern bloß älter geworden sind – keine Verbesserung festgestellt. Stattdessen vermittelte die erste Gruppe, die Tänzer, den deutlichen Eindruck, jünger geworden zu sein: Ihre Leistungsfähigkeit war in allen Tests signifikant höher – bis auf den Bereich von Herz und Kreislauf; Beweis dafür, dass das Tanzen direkt auf die sensomotorischen Systeme und das übrige Gehirn einwirkt.

Die Tänzer dieser Studie berichteten zudem von einem erhöhten Wohlbefinden sowie einer besseren Lebensqualität. Ist es nicht erstaunlich, eigentlich sogar ein Wunder, dass man derart kraftvolle Auswirkungen durch das simple Ausführen einer Aktivität von einer Stunde pro Woche erreichen kann? Ohne Zweifel ist dies der Tatsache geschuldet, dass das Tanzen von allen körperlichen Aktivitäten diejenige ist, die man »zwischendurch« am liebsten ausführt. Weil wir Lust haben, die Bewegungen zu vervollkommnen, die man uns beigebracht hat, wiederholen wir sie, während das Badewasser einläuft, der Kaffee heiß wird oder wir auf die U-Bahn warten (die nicht kommt). Ganz zu schweigen vom »mentalen« Üben komplizierter Schritte, was das Gehirn und sogar die Muskeln trainiert!

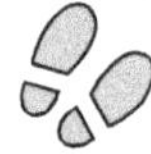

Virtuelles Üben – auch das funktioniert!

Man teilt Kinder in drei Gruppen ein, um ihnen eine koordinierte Bewegung der Hand beizubringen. Gruppe eins wiederholt die Bewegung regelmäßig; Gruppe zwei bewegt die Hand nicht, stellt sich aber die Bewegung vor; Gruppe drei übt überhaupt nicht. Nun kann man beobachten, dass nur Gruppe zwei die Bewegung so gut wie Gruppe eins ausführt, ganz gleich, ob vier, sieben oder 28 Tage später; und dass die Gruppe zwei auch sehr viel entspannter als die beiden anderen Gruppen ist, wenn die Bewegung umgekehrt ausgeführt wird, was nicht trainiert wurde (Asa, Melo u.a. 2014). Gleichfalls gilt, dass, wenn man ältere Menschen bittet, Bewegungen zu beobachten, die sie bereits ausgeführt haben (sich z.B. aus einer sitzenden Position zu erheben), man feststellt, dass diese Zeit der Beobachtung die Geschwindigkeit der späteren Ausführung verbessert (Tia, Mourey u.a. 2010).

Heute weiß man, dass die bloße Vorstellung einer Bewegung und deren tatsächliche Ausführung großenteils dieselben Nervenkreise im Gehirn ansprechen. Es scheint hier im Falle der vorgestellten Bewegung ein Prozess der Hemmung von Muskeln vorzuliegen, dennoch tritt eine gewisse muskuläre Aktivität auf. Einer der Vorteile des Tanzens ist der, dass man komplizierte Bewegungen lernen muss, die man in der Fantasie zu wiederholen gezwungen ist, um sie zu vervollkommnen. Jede mentale Wiederholung wirkt auf zerebrale Nervenkreise ein und festigt so kognitive und emotionale Interaktionen (siehe erstes Kapitel), wirkt aber auch auf die an der Bewegung beteiligten Muskeln, was deren Tonus angeht (Di Rienzo u.a. 2012).

All diese experimentell erbrachten Resultate geben uns einen Handlungsrahmen an die Hand, der die Behandlung neurodegenerativer Krankheiten betrifft. Wir sollten demnach Programme mit komplexen Bewegungen entwickeln, die zu Musik ausgeführt werden und deren Niveau den Fähigkeiten der Patienten angepasst ist. Es gibt bereits »Gold«-Kurse für Zumba, die für ältere Menschen geeignet sind, doch Yoga und Gesellschaftstanz sind hier ebenfalls sinnvoll. Im Sitzen kann die Bewegung von Armen, Händen und des Rumpfs die allgemeine Beweglichkeit und Flexibilität des Körpers durch Freisetzung von Wachstumsfaktoren verbessern; ist man jedoch absolut bewegungsunfähig, bewirkt sogar die Beobachtung anderer Tänzer eine Anbahnung von neuronalen Netzen, was letztlich die Betreffenden in die Lage versetzt, dass sie versuchen, die gleichen Bewegungen auszuführen.

Bewegung als Heilmittel

Seit Langem führen andere Zivilisationen als die unsrige – lange bevor Wissenschaftler unsere zerebralen Netze erforscht haben – traditionell regelrechte Folgen ritueller Bewegungen aus, um sich einander zuzuwenden, soziale oder erotische Bande zu knüpfen, sich zum Kampf vorzubereiten, Konflikte zu lösen, bestimmte Lebensabschnitte zu markieren oder spirituelle Erfahrungen zu begleiten. (Halten wir fest, dass unsere Zivilisation den Tanz verschmäht, den Gebrauch von Drogen für die genannten Anlässe aber vollkommen akzeptabel findet!)

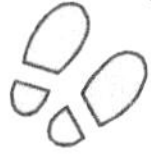

Traditionelle Tänze im klinischen Versuch

Die Ngoma (der Name besagt, dass er die Kraft eines Panthers verleiht) ist eine Zeremonie, die in Zentral- und Südafrika abgehalten wird. Diese Zeremonie besteht aus Tanzschritten zum Rhythmus einer Trommel. In einem Experiment (durchgeführt in North Carolina) haben Forscher dessen Auswirkungen auf die Stressreduktion mit denen einer Achtsamkeitsmeditation (*mindfulness*) verglichen und tatsächlich vergleichbare Wirkungen gefunden, was das Ausmaß von Depression und Angst betrifft: Sämtliche evaluierten Kriterien waren in beiden Gruppen verbessert worden. Die Forscher stellten vor allem fest, dass die Teilnehmer beide Praktiken für vertrauenswürdig hielten (Vinesett, Rutanen Whaley u.a. 2017)!

NB: Nur allzu gerne möchte man die Patienten in unseren klinischen Studien befragen, ob sie ihre Medikamente ebenso vertrauenswürdig finden!

Wenn es auch nicht viele Studien über die Wirkungen traditioneller Tänze auf die Gesundheit oder das Verhalten gibt, muss man dennoch anerkennen, dass sie universell praktiziert werden. Sogar in unseren hochtechnisierten Gesellschaften sind Musik und Bewegung bei bestimmten Zeremonien quasi obligatorisch, seien sie nun romantischer, militärischer oder festlicher Natur. Forscher haben in zwei geografisch weit voneinander entfernten Gesellschaften ein Experiment durchgeführt. Die eine Gruppe lebte in den USA, die andere in einem abgelegenen Dorf in Kambodscha. Die Forscher wollten sehen, ob die emotionale Wirkung bestimmter Bewegungen in beiden Kulturen die gleiche war. Sie baten die Teilnehmer, ihre Gefühle zu notieren, wenn sie bestimmte Bewegungen ausführten. Die fraglichen Bewegungen waren entsprechend dem Ablauf der Gesten, der Schrittlänge, dem Tempo und der Ausrichtung eines jeden Körperteils choreografiert. Die Musik dazu wurde von einem Computer entsprechend den vorgeschriebenen Bewegungen generiert. Die Ergebnisse zeigen, dass jedes Gefühl durch eine einzigartige Kombination von Parametern dargestellt wurde, dass jede Kombination die gleiche Emotion in Bewegung und Musik ausdrückte und dass diese gemeinsame Struktur von Bewegung und Musik in gleicher Weise von beiden Kulturen aufgenommen wird (Sivers, Polansky u.a. 2013). Es gibt also sehr wohl eine biologische Grundlage für die wahrgenommenen Wirkungen, wenn man Tanzbewegungen zu Musik ausführt.

Im Sinne von Vorbeugung, Heilung oder Pflege sind nicht alle Übungen gleich viel wert, und es ist auch absolut nicht wünschenswert, die Dosen zu erhöhen, um einen größeren Effekt zu erzielen – ganz im Gegenteil! Damit der Körper gesund ist und bleibt, ist es wichtig, das Gleichgewicht zwischen unseren Kommunikationssystemen aufrechtzuerhalten, damit man diesbezüglich eine andauernde Wachsamkeit erreicht. Übertreibung in eine Richtung ist bereits gefährlich, und zu versuchen, die Taktik durch ein Übermaß in die andere Richtung zu ändern, verdoppelt nur die negativen Folgen! Tanzen heißt, auf den Körper zu hören und ihm das zuzuführen, was er braucht und was er verstehen kann. Wenn man das tut, stützt man sich auf die Hunderte von Millionen Jahren der Evolution, die in die Entstehung dieses wundervollen Körpers eingeflossen sind, der sich perfekt zu regulieren weiß, um die herausragenden athletischen Leistungen zu erreichen, die in jedem von uns verborgen sind.

KAPITEL 4

TANZEND ZUR SELBSTERKENNTNIS

»Verloren sei uns der Tag,
an dem nicht einmal getanzt wurde!«

Friedrich Nietzsche

Tanzen bewirkt einen intimen, intensiven Austausch zwischen Körper und Gehirn und kann unser Leben vollkommen verändern. Zunächst führt das Tanzen durch die Arbeit der Muskeln zu körperlichen Veränderungen, die Haltung und Aussehen des Körpers verbessern. Ebenso wichtig aber sind unsere Erlebnisse mit diesem Körper und die neuen, durch die Bewegung hervorgerufenen Gefühle. Unsere Empfindung für die Welt wird immer tiefer, und wir gewinnen an Kontrolle und Handlungsfähigkeit. Das Selbstvertrauen steigt mit den neuen Tanzfiguren, die man beherrscht. Die bedeutenden Veränderungen des Körpers, die aus dem Tanzen resultieren, haben nichts mit dem Kalorienverbrauch zu tun, sie stehen vielmehr vor allem in Beziehung mit der Qualität der Empfindungen, die unser Körper während der Bewegungen übermittelt. Anders gesagt, das Selbstbewusstsein wächst!

Tanzen, um den Körper neu zu beleben

Haben wir das Erwachsenenalter erreicht, legen die meisten von uns die Gewohnheit ab, sich zu bewegen. Deshalb verlieren wir auch mit der Zeit einen Großteil unserer sensomotorischen Sensibilität, denn wie die Muskeln, so verlieren auch die Neuronen und Rezeptoren unbenutzt ihre Kraft und Effektivität. Außerdem sind wir, wenn wir erwachsen sind, auch ein wenig in einer riskanten Situation: Laut Definition ist unser Wachstum abgeschlossen, und unser Hormonspiegel spürt das; die Freisetzung von Wachstumshormonen und Steroiden findet nicht mehr im gewöhnlichen Programm unserer Zellen statt, die sich eher in den Modus »Lass mal, es geht eh alles den Bach runter« begeben als in den Modus »Na los, wir können immer noch eine gute Figur abgeben!«. Doch ohne diese Hormone altert unser Körper.

Wir können diese Tendenz nicht aufhalten, es sei denn, wir hätten den Schlüssel in unseren Händen (und Füßen!), um auch in den besten Jahren einen jungen Körper zu bewahren, damit ein anderes Älterwerden möglich ist.

15 Jahre gewonnen!

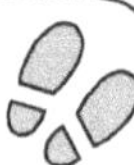

Man kann den Grad der Muskelabnahme am Kaliumgehalt in unserem Gewebe messen. Eine australische Studie hat sich das zunutze gemacht und in einer an 51 Frauen durchgeführten Studie gezeigt, dass eine

Frau von 70 Jahren, die tanzt, einen Kaliumgehalt haben kann, der dem einer meist sitzenden Frau von 55 Jahren entspricht (Hansen und Allen 2002)!

Zunächst glaubt man das nicht, weil sämtliche gesellschaftlichen Stereotype uns an den Gedanken gewöhnt haben, dass das Altern generell mit einer allgemeinen Schwäche einhergeht, dazu kommen noch ein gebeugter Rücken sowie Stürze und Oberschenkelhalsbrüche. In Wahrheit ist das aber nicht schicksalhaft der Fall. Jedenfalls nicht wirklich: In jedem Alter kann man seinen Körper dazu bringen, die Herausforderungen anzunehmen, die sich Tag für Tag auftun, und zwar dank regelmäßiger und anregender Übungen, unterbrochen vom Schlaf mit seinen erquickenden Träumen, die unseren Fortschritt konsolidieren.

17-mal hinfallen, 18-mal aufstehen

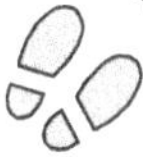

Wir haben die Angewohnheit, uns zu bewegen, in einem solchen Maß aufgegeben, dass wir im Allgemeinen auch ungeschickt sind, wenn wir unsere ersten Tanzschritte machen, so wie Kinder, wenn sie ihre ersten Schritte probieren. Unser Kleinhirn, das meist schon längere Zeit eingeschläfert ist, hat nur noch eine einzige komplexe Bewegung abgespeichert: das Gehen.

Wenn ein kleines Kind sich auf seine Beine stellt und man sieht, wie es darum kämpft stehen zu bleiben, dann einen Schritt vorwärts zu tun und noch einen weiteren, dann weiß man, dass dieses Kind mehrere Wochen üben muss, ehe es eine gewisse Strecke schafft, ohne hinzufallen. Und genau so ist es, wenn ein Erwachsener tanzen lernt. Jede neue Koordinierung seines Körpers muss in seinem Kleinhirn programmiert werden, um ebenso automatisch abzulaufen wie das Gehen. Das braucht seine Zeit, je nach sportlicher Vergangenheit. Kinder von zwölf bis 19 Monaten, die gehen lernen, legen im Schnitt 2368 Schritte pro Stunde zurück, mit ungefähr 17 Stürzen (Adolphe, Cole u.a. 2012). Den Anfängern im Tanz sei geraten, ebenso fleißig zu sein – im Wissen, dass ihnen ihr Gleichgewichtsreflex hilft, der auch schon beim Gehen wirkt, und Stürze beim Tanzen ja sowieso eher selten sind …

Schon mit den ersten Schritten strukturiert das Tanzenlernen Ihr Gehirn neu; das hat positive Auswirkungen auf das Ausmaß Ihrer Präsenz und Konzentration, auf Ihre Kreativität und auch auf den Stress, den Sie vielleicht empfinden. Ein beachtlicher Effekt des Tanzens ist eine sehr viel bessere Wahrnehmung des eigenen Körpers. Die sensomotorischen Kreisläufe im Gehirn entwickeln sich, was wiederum die zerebralen Botschaften verstärkt, die ihrerseits an die Bewegung gekoppelt sind (siehe Kapitel 1). Im Laufe von Wochen fühlt man sich besser, weil man die eigenen Gelenke und deren Interaktion besser spürt. Vor allem hat man Freude, wenn man sich bewegt, weil man die Reaktion der Beinmuskeln deutlicher fühlt; die Beine, die auf dem Boden stehen, um das Körpergewicht zu tragen.

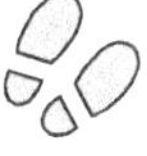

Bewegung bewirkt, dass wir uns besser spüren

Als Beweis könnte ich alle Tänzer anführen, die bestätigen: Zu den bemerkenswertesten Auswirkungen des Tanzens gehört das Gefühl, Kontrolle über den Körper erlangt zu haben. Es gibt sogar Experimente an Tieren, die diese Erfahrung von Tänzern stützen. Wenn man etwa bei Ratten Verletzungen am Rückenmark hervorruft und diese Tiere danach in zwei Gruppen einteilt, wovon die eine regelmäßig einen Apparat benutzt, um Gehbewegungen auszuführen, die andere Gruppe aber nicht, dann beobachtet man eine größere synaptische Dichte bei den Tieren, die laufen, als bei denen, die dies nicht können (Wang Liu u.a. 2015). Und beim Menschen? Die Ergebnisse gehen in die gleiche Richtung, wenn auch die Experimente, die das beweisen, nicht ebenso einfach sind. Glücklicherweise bilden die Patienten, die eine Knie-Prothese tragen, heute eine »natürliche« Kontrollgruppe. Wenn sie ihr originales Knie verlieren, verlieren sie natürlich auch ihre entsprechenden sensomotorischen Netze; dennoch konnte eine Studie zeigen, dass diejenigen, die ein Rehabilitationsprogramm durchliefen, mehr Kontrolle im Bereich von Gleichgewicht, Haltung und Koordinierung erlangten als die, die keine solche Rehabilitation machten (Moutzouri, Gleeson u.a. 2016).

Was die psychischen Auswirkungen angeht, die bei jedem Fortschritt auftreten, so geschieht dies nicht ohne eine Entwicklungsrevolution, die man beim Gehenlernen feststellen kann: Zu diesem Zeitpunkt gehen die Kinder dazu über, mehr mit ihrer Umgebung zu interagieren und mehr Informationen auszutauschen, mit dem Finger auf Gegenstände zu zeigen, die sie bemerkt haben oder ihren Eltern bringen (Walle 2016). Auf der affektiven Ebene werden die negativen Gefühle weniger (Schmahmann 1996; Whitney und Green 2011; Kattenstroth, Kalisch u.a. 2013; Porat, Goukasian u.a. 2016; Bonny, Lindberg u.a. 2017).

Wie läuft es gut?

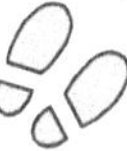

Eine Studie hat bei 225 Tänzern die Auswirkungen des Gesellschaftstanzes auf verschiedene Kriterien untersucht: Gefühlskontrolle, soziales Leben, Selbstvertrauen, körperliche Gesundheit, aber auch bestimmte kognitive Funktionen wie Gedächtnis, Lern- und Konzentrationsfähigkeit (Lakes, Marvin u.a. 2016); Dauer und Häufigkeit des Übens wurden ebenfalls in Betracht gezogen. Die Forscher haben festgestellt, dass alle Kriterien durch das Tanzen verbessert wurden; und je mehr geübt wurde und je länger das Üben bereits betrieben wurde, desto deutlicher waren die Auswirkungen.

Man sollte mehr als zweimal pro Woche üben, um die besten Wirkungen zu erzielen …

Ein schlanker und muskulöser Körper ist ein sprechender Körper

Wenn unser Körper in Bewegung ist, produziert er allerhand Informationen, die bis in unser Gehirn gelangen. Sitzen wir dagegen, tritt das Gegenteil auf, und zwar dergestalt, dass das Gehirn ohne vom Körper herrührende Informationen gezwungen ist, »auf Sicht« zu navigieren, was seine Konstitution angeht (wie viele Reserven an Fett, Zucker und Wasser sind vorhanden?), aber auch, was seine Bedürfnisse betrifft (wie hoch ist das Tempo des Verbrauchs seiner Metaboliten pro Tag oder zu Zeiten großer Aktivität?). Das ist nicht schwer zu verstehen. Denn nach der Logik der Evolution, bei der man besser sein muss als andere, um zu überleben und sich zu reproduzieren, ist es wesentlich, die Handhabung der eigenen Ressourcen bestmöglich zu gestalten. Ein Körper, der regelmäßig ernährt wird, braucht keine große Menge an Ressourcen einzulagern: Es ist weniger ermüdend und kostet weniger Energie, den eigenen Beschäftigungen ohne überflüssige Kilos nachzugehen. Zusätzlich gewinnt man mit einem schlanken, muskulösen Körper mehr Beweglichkeit, was in Gefahrensituationen lebenswichtig sein kann. Umgekehrt hat die Evolution dem Gehirn vermittelt, wenn es keine Informationen erhält, dass es im Zweifel besser ist, für den Ernstfall vorzubeugen und Reserven in Form von Fett bereitzustellen. Nur für den Fall, dass …

Demnach ist es klar, dass die Wahl einer körperlichen Betätigung, sofern man ein gutes Befinden von Kopf und Körper im Sinn hat, nicht nach der Anzahl der zu verbrauchenden Kalorien getroffen werden sollte, sondern nach der Qualität der Informationen, die ausgesandt werden. Man muss sich vorstellen, dass jedes Mal, wenn man sich bewegt, zugleich Kommunikationswege zwischen Körper und Gehirn eröffnet werden. Das Gehirn kann auf diese Weise erfahren, dass es beispielsweise bereits über genügend Fettreserven verfügt, um damit seine täglichen Aktivitäten so gut ausführen zu können, dass die Kontrollkreisläufe für Appetit nun das Hungergefühl dämpfen können. Dazu gehört natürlich die Art von Bewegung, die für das Produzieren dieser Information am günstigsten ist, doch das erste Kriterium ist, wie häufig man sich bewegt. Man sollte seine Muskeln mindestens einmal pro Stunde bewegen; andernfalls gewinnt eine Überlebensstrategie in unserem Unbewussten die Oberhand.

Jede Menge interner Botschaften

Die durch Bewegung in Gang gesetzten Informationen stammen zum Teil von unseren Bewegungsfühlern, den Propriozeptoren, in unseren Muskeln, Sehnen und Gelenken (Proske 2015). Sie liefern in Form von Nervenimpulsen Daten über unsere Haltung, die Art der Bewegung und die Beschleunigung des Körpers, Letztere beeinflusst durch unser Gewicht und unsere Beweglichkeit. Wenn unser Gehirn die an die Aktivierung aller Rezeptoren gebundenen Nervenimpulse empfängt, schafft es sich ein umfassendes Bild des »Körperzustandes«, das eine der Berechnungsgrundlagen für unsere Bedürfnisse bildet. Die Art der Bewegung, die man ausführt, ist für die Qualität der Signale bestimmend. Wenn man die beanspruchten Muskelgruppen und die Natur der Kontraktionen variiert, liefert dies noch reichhaltigere Informationen, als würde man immer dieselbe Bewegung wiederholen.

Was unser Hunger- und Sättigungsgefühl bei verschiedenen Nahrungsmittelsorten angeht, ist vor allem die Qualität, weniger die Quantität der ausgeschickten Signale wichtig. Stellen Sie sich Ihren Hypothalamus als Armeegeneral vor, der die Hormon-Operationen Ihres Körpers leitet: Es ist besser, wenn er ständig über die Verfassung Ihres Körpers informiert ist, was Muskeln, Fett,

Knochen und Wasser angeht, über deren Zustand, die mittlere Verbrauchsgeschwindigkeit oder die Qualität der umlaufenden Metaboliten, jener Stoffwechselprodukte, die uns über den Stand unserer internen Ressourcen informieren. Deshalb stellt er sich eine Reihe von Fragen: Müssen bald weitere Membranen, Sehnen, Nerven produziert werden? Wie ist der Trainingszustand der Muskeln in jedem Teil des Körpers? Ihr Darm, Ihr Immunsystem, Ihre Leber: Sind sie in gutem Funktionszustand, oder fehlt ein bestimmtes Coenzym (Cofaktor), ein Mikronährstoff für die Regelung der Aufgaben der genannten Organe? Um das zu erfassen, kann sich der Hypothalamus vor allem auf Ihre verschiedenen Muskelgruppen beziehen, weil sie Myokine freisetzen, die örtlich begrenzt oder ganz allgemein auf unsere Organe einwirken, um genau die Antworten in Gestalt von Hormonbotenstoffen oder Nervenimpulsen zu erbringen, die General Hypothalamus dabei helfen, unseren Appetit auf dieses oder jenes Lebensmittel zu steigern, je nach Bedürfnis. Und je zahlreicher die beanspruchten Muskelgruppen sind, desto umfassender sind die Informationen und die Auswahl an Lebensmitteln (in Form von Lust auf dieses oder jenes Gericht), die exakt auf ein optimales Gleichgewicht unserer Person ausgerichtet sind. Unter diesem Gesichtspunkt und angesichts der Vielzahl von Haltungen, Koordinierungen und Beschleunigungen, die es bewirkt, ist das Tanzen sicherlich eine herausragende Aktivität, die sämtliche Bereiche unseres Körpers stimulieren kann.

Diese Informationen werden durch die Rezeptoren und Nerven des neuronalen Systems verbreitet und durch weitere chemische Botschaften vervollständigt. So meldet beispielsweise das Leptin, ein Hormon, das im weißen Fettgewebe produziert wird, unserem Gehirn die Fettmenge, die in unserem Körper eingelagert ist. Schematisch sagen wir, dass viel Fett sich durch eine hohe Produktion von Leptin äußert und so auch durch eine kräftige Stimulation des Hypothalamus, um das Hungergefühl zu senken. Aber welcher Zusammenhang besteht hier mit körperlichen Übungen, werden Sie mich fragen. Nun, es konnte bei Ratten gezeigt werden (beim Menschen sind solche Experimente nicht möglich), dass eine körperliche Übung die Produktion von Leptin-Rezeptoren im Hypothalamus anregt. Kurz: Die gleiche Menge an Fett und Leptin hat im Blut eine größere Wirkung, weil es mehr Rezeptoren gibt, die diese Menge erfassen. Ein Gehirn in einem trainierten Körper wird diesem Hormon gegenüber empfindlicher, und es braucht weniger davon (weniger Leptin, darum auch weniger Fett im Körper), um ein Sättigungsgefühl zu bewirken (Patterson, Bouret u.a. 2009). Also noch ein Beispiel für den Mechanismus, der zeigt, dass eine maßvolle Aktivität sehr wohl hilft, das Gewicht zu kontrollieren, indem der Appetit verändert wird.

Ererbte Trainingseffekte

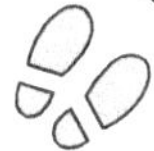

Die Wirkungen körperlichen Trainings auf unsere Hormone reichen weit über den Augenblick hinaus, da wir trainieren. Der Beweis? Man konnte feststellen, dass die Zahl der Leptin-Rezeptoren im Gehirn von kleinen Ratten sich erhöht hat, die von einer Ratte geboren wurden, die während ihrer Tragezeit in gemäßigtem Tempo lief. Da man wusste, dass Leptin auch eine Rolle beim Lernen und bei der Erinnerung spielt, hat man die Ratten, die von sportlichen Müttern geboren wurden, mit solchen verglichen, deren Mütter nicht umhergelaufen waren. Die Leistungsfähigkeit der Ersteren hat sich in einem Verhaltenstest, der die Erinnerung bewerten sollte, als signifikant höher erwiesen, wie der Morris-Maze-Test erwies (Morris 1984). Professor Morris hatte nämlich die Idee, Ratten dazu zu bringen, die Position einer Plattform in einem kleinen Becken zu finden und sich anschließend daran zu erinnern. Diese Plattform bot den Tieren die Möglichkeit, aus dem Wasser zu steigen, denn auch wenn Ratten sehr gut schwimmen können, ziehen sie das trockene Element vor. Offensichtlich fanden die Ratten, die mit einem guten Gedächtnis ausgestattet waren, die Plattform bei nachfolgenden Tests immer schneller ... Bei den Rattenkindern schloss man daher, dass der gleiche Mechanismus die geistige wie auch die körperliche Beweglichkeit leitet; beide unter Einfluss des bei der Mutter zirkulierenden Leptins. Und das Tanzen, das an die räumliche Intelligenz und die Erinnerung appelliert, stimuliert die Freisetzung dieses Hormons gleich doppelt (Dayi, Agilkaya u.a. 2012) ...

Der Muskel ist auch eine endokrine Drüse

Sie werden es längst verstanden haben: Unser Gehirn bleibt nicht unberührt von unserer Bewegungsart. Die Wege, das Gehirn darüber zu informieren, sind zahlreich. Die chemische Quelle, die am häufigsten vorkommt, ist wahrscheinlich der Muskel selbst (siehe Kapitel 2), und heute wissen wir, dass die Muskelkontraktion die Produktion von Hunderten kleiner Botenstoffe anregt, die man als Myokine bezeichnet (um sie von den Botenstoffen zu unterscheiden, die im Fettgewebe produziert werden und die man als Adipokine bezeichnet). Ein Myokin ist besonders interessant, weil es weißes Fett in braunes umwandelt, und denken Sie bloß nicht, dass es bei dieser Farbwirkung bleibt! Das fragliche Myokin wurde »Irisin« getauft. Die Produktion von braunem Fett, die von Irisin bewirkt wird, ist ein Mittel, das unser Körper einsetzt, um die Temperatur zu erhöhen.

Bei der Geburt haben wir alle einen Vorrat an braunem Fett, weil dieses Fett den Babys hilft, ihre Körpertemperatur zu halten – die Oberfläche ihres Körpers im Verhältnis zu ihrem Gewicht ist schlichtweg viel größer als bei Erwachsenen. Dieses besondere Fett verschwindet im Lauf unserer Entwicklung, und wir verlieren daher immer mehr die Fähigkeit, überflüssige Kalorien durch Hitze abzubauen. Irisin gilt heute als Regler für unseren Stoffwechsel, weil es weißes Fett in braunes überführt (Zhang, Xie u.a. 2016; Bargut, Souza-Mello u.a. 2017), also das Fett, das sehr oft diejenigen, die wie Scheunendrescher essen, ohne ein Gramm zuzunehmen, von denen unterscheidet, die schon beim bloßen Anblick eines Stücks Kuchen zunehmen. Neben seinen vielen anderen Rollen wirkt dieses hormonale Molekül auch auf die Knochenbildung und das Wachstum von Neuronen im Hippocampus ein (Gedächtnis, räumliche Orientierung). Und seine Produktion wird durch die Ausübung einer wenig intensiven körperlichen Aktivität wie … dem Tanzen gesteigert! (Grygiel-Gorniak und Puszczewicz 2017).

Von den anderen Myokinen wirken einige, wie das IL-6, IL-8, IL-13, Il-15, das BDNF, FGF-21, CHI3L1, wie auch die pharmakologischen Anorexigene (Appetithemmer) auf den Stoffwechsel der Fettsäuren oder die Einlagerung von Glukose ein, und aus wissenschaftlichen Forschungen geht sehr deutlich hervor, dass die Muskelkontraktion hinter ihrer sichtbaren noch weitere Funktionen einschließt, die in Beziehung zur Stoffwechselkontrolle stehen. Leider lässt dieselbe wissenschaftliche Literatur auch erkennen, bis zu welchem Punkt diese Forschung vor allem von der Pharmakologie angeregt ist anstatt von einer besseren »natürlichen« Nutzung unseres Organismus. Die meisten Studien, die zu diesem Thema durchgeführt werden, legen intensive Übungen nahe (was weit entfernt ist von einem ausgeglichenen und harmonischen physiologischen Funktionieren), die die Freisetzung »wunderbarer« Moleküle bewirken sollen. Wobei man hofft, diejenigen identifizieren zu können, die dem Menschen ermöglichen, sein sitzendes Leben weiterzuführen, indem er Tabletten schluckt, obwohl ja eines der besten Medikamente, die man sich verabreichen kann, gerade die geringe Dosis Tanz zu jeder Stunde ist, die einen Molekülcocktail freisetzt, der für Leistungsfähigkeit auf jeder Stufe sorgt, und zwar ohne das Risiko von Nebenwirkungen und unausgeglichenen Körperfunktionen.

Das Belohnungssystem des Gehirns und das Körpergefühl

Zu den Eigenschaften des Tanzens, die es von vielen anderen Sportarten unterscheidet, gehört seine Fähigkeit, das Belohnungssystem durch Endorphine, durch Dopamin und Oxytocin anzuregen – also durch die drei wichtigsten Bestandteile des »Glückscocktails«. Das Tanzen wirkt auf dreierlei Wegen:

1) über den Rhythmus: Man tanzt, indem man der Musik folgt.
2) über die Anwesenheit des/der anderen: Man tanzt mit einem oder mehreren Partnern.
3) über das Lernen und das Erfolgserlebnis: Man tanzt, indem man neue, komplexe Schrittfolgen ausführt, die man gelernt hat.

Wir alle kennen das letztgenannte Gefühl: Wenn man etwas Neues beherrscht, etwa das erste Mal ohne Schwimmgürtel schwimmt, die Regeln der Trigonometrie versteht, strickt oder mit der Maschine schreibt, ohne auf die Finger zu schauen, dann erfährt man eine Mischung aus Stolz und Glück (siehe Kapitel 1). Das Lernen schwieriger neuer Tanzschritte und neuer Rhythmen bringt das gleiche Gefühl der Befriedigung mit sich. Man muss darauf achten, dass die Schwierigkeit ausreichend groß ist, aber nicht zu groß. Diese Möglichkeit, »Fortschritte« zu machen, trägt zur Würze unserer Übungsstunden bei. Hat man es geschafft, eine Choreografie zu Musik umzusetzen, ist das eine große Freude, und jede neue erlernte Choreografie verschafft uns die Möglichkeit, zu weiteren und schwierigeren Übungen voranzuschreiten.

Den Körper formen

Manche Sportarten scheinen körperliche Typen hervorzubringen; man erkennt beispielsweise klassische Tänzerinnen an ihrer Figur und an ihrem Gebaren, so wie man auch ohne allzu viel Mühe einen Rugbyspieler, einen Basketballspieler oder einen Jockey erkennt (und sicher noch viele andere Sportler). Nun werden Sie mir vorhalten, das wäre doch offensichtlich, weil die erwähnten Sportler oft entsprechend ihrer Statur ausgewählt wurden; doch umgekehrt ermöglicht auch das Ausüben einer Sportart in bestimmten Grenzen, typische körperliche Merkmale zu entwickeln. Wenn man beispielsweise an der Form seiner Muskeln arbeiten kann, indem man sie bestimmte Kontraktionen ausführen lässt – was die Bodybuilder tun –, ist nicht einzusehen, warum man sich nicht den Körper einer Göttin oder eines Gottes bilden sollte: durch die regelmäßige Ausübung einer Sportart, die jeden Muskel des Körpers so viel arbeiten lässt, damit man dieses Resultat bekommt.

Abwandlung des Bauchtanzes

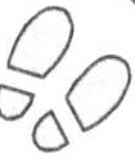

Man verbindet Bauchtanz mit Verführung und Laszivität, doch er verlangt in Wahrheit ein sehr fleißiges Training, weil man seinen Bauch und die Hüftmuskeln bewegen muss, um diese sinnlichen Wellenbewegungen hinzubekommen! Manche Forscher hatten außerdem die Idee, diese intensive Arbeit für die Rehabilitation bei Harninkontinenz auszunutzen (An, Kim u.a. 2017)! Ein Beweis, dass das Tanzen die Muskeln sehr wirkungsvoll arbeiten lässt …

Um auf die Verführung zurückzukommen: Die zehn heute bekanntesten und am häufigsten praktizierten Gesellschaftstänze haben jeder eine eigene Persönlichkeit. Betrachtet man sie insgesamt, sieht man, dass sie die vollständige Palette an Verführungsmöglichkeiten darstellen.

Rumba	Sinnlichkeit
Cha-Cha-Cha	Verführung, Abenteuer
Paso doble	Stolz, Warnung, Streit
Jive	Freude
Samba	Jubel, Feiern
Langsamer Walzer	Romantik
Walzer	Überschwang, Trunkenheit
Tango	Konfrontation
Quickstep	Lässigkeit, Leichtigkeit
Slow Fox	Eleganz

Wenn man sich einen Körper mit allen Eigenschaften vorstellt, die in dieser Zusammenstellung aufgeführt sind, erhält man, wie Sie sich unschwer überzeugen können, einen sehr begehrenswerten Körper … Keine andere Sportart verlangt eine Arbeit, die so sehr mit Begehren und Verführung in Zusammenhang steht; sie ermöglicht eine kluge Mischung aller Verführungsvariationen.

Denken Sie aber bitte nicht, es ginge darum, Affektiertheit an den Tag zu legen und die Hüften zu schwingen, um die Besonderheiten eines jeden Tanzes zu betonen. Tatsächlich geht es hier um intensives Lernen, unterschiedlich je nach den zehn hier aufgeführten Tänzen, was Ihnen die Existenz von Muskeln offenbart, die Sie niemals in Ihrem Körper vermutet hätten. Wenn man anfängt, will man oft präzise Übungen machen, die uns leistungsfähiger werden lassen, doch erfahrene Lehrer und Tänzer sind da ganz streng: »Die beste Übung besteht darin zu tanzen!« Allmählich wird man der Intensität der Arbeit gewahr, die einem durch das Üben eines jeden Tanzes auferlegt wird. Zu Anfang dachte man, es würde reichen, die Schritte zu lernen, um die Figuren gut umzusetzen; nach und nach, je nach Fortschritt, merkt man dann, wie der Körper ganz und gar in jede Figur eingebunden ist, und schließlich tanzt man mit viel mehr als nur mit Beinen und Füßen. In diesem Stadium fängt unser Körper an, sich in der Tiefe zu verändern; seine Umrisse sind nicht mehr die gleichen, und unsere Art, uns seiner zu bedienen, auch nicht mehr.

Die meisten Positionen und Schritte bedürfen einer Muskelbeherrschung, die man zu Anfang nicht besitzt. Obligatorisch macht man eine wenig ruhmreiche Phase durch und erzielt dann nach mehreren Monaten ein Resultat, das zunächst akzeptabel, dann aber auch befriedigend ist (währenddessen hat man ja auch viel Spaß). Diese Arbeit führt uns zu den im ersten Kapitel angestellten Betrachtungen zurück, als wir von der engen Verbindung sprachen, die zwischen den Reaktionen unseres Körpers und denen unseres Gehirns bestehen: Es ist unmöglich, eine Haltung zu bekommen, die authentisch (biologisch) eine bestimmte Art der Verführung hervorruft (vergleiche die Tabelle oben), ohne die Muskelkontraktionen auszuführen, die im gesamten Körper damit verbunden sind!

Ein gelungener Tanz bedeutet, unendlich viele Details der Haltung und der Bewegung umzusetzen. Die Haltung des Kopfes, das Körperbild, die Beine und Füße, der Brustkorb, die Hüften, die Knie: Man bemüht sich zu Beginn des Lernens, an jeden Körperteil zu denken, den man mobilisieren muss, um ein stimmiges Resultat zu erzielen. Und wirklich benötigt die Programmierung jeder Figur in unserem Kleinhirn den Aufbau neuer Netze. In Wahrheit wird man erst dank dieser stufenweisen Arbeit unseres Gehirns zum Tänzer, weil es das Gehirn ist, das uns die Gefühle spüren lässt, die den Bewegungen entsprechen, die unser Muskeltraining uns nunmehr exakt genug ausführen lässt.

Diese Praxis zieht das Bewusstsein der Verbindung zwischen unseren verschiedenen Muskelgruppen nach sich, denn um eine Bewegung korrekt auszuführen, muss man den ganzen Körper einsetzen. Es gibt nicht einen Teil, mit dem man arbeitet und dabei andere Teile beiseitelässt: Man tanzt in jedem Augenblick mit dem ganzen Körper. Man sollte sich auch nicht mehr der Illusion hingeben, dass ein langsamer Tanz weniger Arbeit macht als ein schneller: Die Muskelbeherrschung, die notwendig ist, um langsame Bewegungen korrekt auszuführen, stellt vermutlich eine größere körperliche Herausforderung dar.

Dieser gesamte Lernvorgang braucht die Bildung neuer Netze in unserem Gehirn sowie verschiedene Muskelverstärkungen. Man bewältigt nicht auf Anhieb sämtliche Schritte und Figuren. Man weiß, dass diese Netze während des Schlafens hergestellt und die Muskeln neu gebildet werden; also muss man das Training so organisieren, dass dieser Prozess optimiert wird. Deshalb wird eine viertelstündige Sitzung pro Tag immer wirksamer sein als ein Block von zwei Stunden einmal pro Woche, weil man auf diese Weise die Phasen der Konsolidierung im Schlaf vervielfacht!

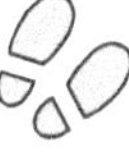

Tanzen, um die eigenen Qualitäten zur Schau zu stellen

Nicht nur erwirbt man durch das Tanzen einen verführerischen Körper; das Tanzen ist auch ein ausgezeichnetes Mittel, die eigenen Qualitäten »zur Schau zu stellen«, weil all diese Schönheit ja nicht gratis ist: Unser Unbewusstes ist immer, gleichgültig, wie alt wir sind, auf Informationen über eventuelle Sexualpartner aus, was uns die Möglichkeit gibt, den oder die auszuwählen, der oder die die besten Chancen zur Reproduktion sicherstellt. Bei Männern gehört die Körperkraft zu den begehrtesten Trümpfen; Wissenschaftler haben zu diesem Thema sehr gut gezeigt, dass es hier eine Verbindung zur Art des Tanzens gibt. In einer Studie konnten sie tatsächlich nachweisen, dass diejenigen, die sich in einem Körperkraft-Test als die stärksten erwiesen, auch die waren, die die besten Noten für ihren Tanz erhielten. Und da soll noch einer sagen, es gäbe Leute, die glauben, dass das Tanzen weibisch ist (Weege, Pham u.a. 2015; McCarty, Honekopp u.a. 2013)!

Das Selbstbild und die Synapsen

Wie fühlst du dich? Sich selbst zu fühlen ist wörtlich genommen genau das, was man tut, um ein Bild seiner selbst zu entwerfen, indem man aus zahlreichen Sinnesinformationen schöpft. Antonio Damasio, unumstrittener Spezialist für die Wissenschaft der Gefühle, hat viel über die Arten gearbeitet, wie wir »uns fühlen« (Damasio 2003), und seine Ergebnisse klären uns über die besonderen Eigenschaften des Tanzens auf.

Neben dem Weg über die Propriozeption (Informationen aus unseren Knochen, Sehnen und unserem Innenohr) für unseren Bewegungssinn, ferner neben den fünf Sinnen, die uns über die äußere Welt informieren, neben unserer chemischen Empfindung, die uns über unser inneres Milieu orientiert, können wir auch auf die Nervenfasern zählen, die überall in unserem Körper und Gewebe vorhanden sind: die A-Delta- und die C-Fasern. Evolutionsgeschichtlich älter als die Nerven, die uns über die äußere Welt informieren, übertragen sie gleichfalls ihre Botschaften bis in unser Gehirn, zwar langsamer, doch mit welcher Fülle! Sie messen nicht nur den Sauerstoffgehalt, das Kohlendioxid, Glukose oder bestimmte Neurotransmitter, die überall in unserem Körper wirksam sind wie Glutamat, Histamin oder Serotonin; sie messen auch unsere Innentemperatur, das Ausmaß von Belastung und Abnutzung sowie den Grad unserer Erregung oder einer örtlichen Reizung. Sie können unser Gehirn über innere Vorgänge wie den Tod einer Zelle oder Probleme bei der Blutzufuhr informieren.

Und von alldem haben wir nicht das geringste Bewusstsein! So viele Informationen, die unaufhörlich zirkulieren, ob man will oder nicht, unbemerkt von unserem Bewusstsein und ohne unsere Kontrolle – das ist alles schon sehr erstaunlich. Was passiert danach, und was macht unser Gehirn mit all den Botschaften, die es auf diesem Wege erhält? Letztlich kommen diese Fasern in ihrem eigenen speziellen Thalamus-Bereich an – der ersten Schaltstelle im Gehirn für fast alle Sinnesinformationen. Vom Thalamus werden die Informationen zur sogenannten Inselrinde geschickt, wo eine hoch organisierte Konzentration von Informationen stattfindet, die von allen sensomotorischen Auskunftsquellen stammen. Im Unterschied zu den Informationen, die aus unseren Muskeln und äußeren Sinnen stammen, die zum somatosensorischen Cortex geleitet werden, werden die Informationen der Delta-Fasern zum Frontallappen und zum Cortex cingulatus anterior geschickt. Somit entsteht außerhalb des Cortex-Teils, der für unsere visuellen und auditiven Empfindungen zuständig ist, nämlich in den auf diffuse Informationen spezialisierten Bereichen des Cortex, unser Selbstbewusstsein; diffuse Informationen, die dennoch sehr konkret und komplex sind und aus dem gesamten Körper stammen.

Wie soll einem da nicht schwindelig werden, wenn man sich diesen riesigen Datenaustausch vorstellt, der jedes Mal stattfindet, wenn wir etwas an unserer Körperaktivität verändern! Trotzdem scheint es ziemlich sicher zu sein, dass unser Gefühl von uns selbst oder der Eindruck, den wir haben, dass wir tatsächlich wir sind, wirklich aus all diesen Schnittstellen sämtlicher Informationsquellen und vielleicht sogar noch von weiteren herrührt, die noch zu entdecken sind (Dennett 2003). Jedenfalls ist die Vorstellung, die man von sich selbst hat, nicht in einer spezialisierten Struktur (weder materiell noch immateriell) zu suchen; sie resultiert vielmehr aus den Interaktionen in einem riesigen Netzwerk, die einen über den eigenen Körper informieren und über die Art, wie er auf die äußere Welt reagiert.

Für Joseph LeDoux, einen weiteren bedeutenden Neurobiologen, ist es sowieso erstaunlich, dass wir aufgrund derart verstreuter Quellen, die zudem so unterschiedliche Auskünfte liefern, dennoch einen schlüssigen Eindruck davon bewahren können, wer wir sind. Trotzdem haben wir sehr wohl das Gefühl, eine Einheit zu sein; zweifelsohne auch deshalb, weil all diese Informationen, so unterschiedlich sie auch sein mögen, eine einzigartige Situation betreffen, die nämlich unseres eigenen Körpers in einer zu einem bestimmten Augenblick gegebenen Umgebung. Auch das Zusammentreffen einer beträchtlichen Anzahl von Eindrücken in einem einzigen Gefühl, »man selbst« zu sein, resultiert aus der Verbindung verschiedener Zonen unseres Gehirns untereinander: Zwar spüren Sie eine Erhöhung des CO_2-Spiegels in Ihrem Blut nicht, doch die Ankunft dieser chemischen Information wird in den Netzen berücksichtigt, die den Atemvorgang kontrollieren und den tiefen Atemzug anstoßen, den Sie unbewusst tun, und die Befriedigung, die mit dieser Rückkehr zur Normalität verknüpft ist, wird zu Ihrem allgemeinen Gefühl des Wohlbefindens beitragen. Erst kürzlich hat Joseph LeDoux die Bedeutung von Gefühlen hervorgehoben, um all diese Informationen unterschiedlichen Ursprungs schlüssig zu machen und dadurch unser bewusstes »Ich«-Gefühl auszubilden (LeDoux und Brown 2017). In sehr emotionalen Situationen gibt es eine diffuse Freisetzung von Neurotransmittern, die unsere Sensibilität generell verändern. Die Neurowissenschaft ist derzeit dabei, das Selbst und das Selbstbewusstsein in sehr materielle Begriffe zu fassen, wobei sie als Grundlage ganz alltägliche Informationen benutzt. Diese neue Art, den Menschen zu betrachten, bringt den Körper ins Zentrum des Seins: So versteht man besser den Beitrag der Myokine, der Propriozeptoren, Hormone, Zytokine und der Sinnesreize aller Art zum Selbstbild. Diese ganzheitliche Sichtweise lässt eine Vielzahl an körperlichen Mitteln ahnen, die auf unser Selbstbild einwirken, wobei sie zugleich die Bedeutung von körperlicher Aktivität betont, die reich an unterschiedlichen Stimuli ist. Erkennen Sie, worauf ich hinauswill?

Körperliche Aktivitäten nähren unser Selbstbild – einige besser als andere

Denkt man an neurobiologische Informationen, versteht man, wie die Unterbrechung von sensomotorischen Sinnesinformationen sich unvermeidlich auf unser Selbstbild niederschlägt, wenn eine regelmäßige körperliche Aktivität ausbleibt. Notgedrungen ist danach unser Selbstvertrauen, wenn wir etwas machen, nicht mehr so groß, wie es sein sollte, und es nimmt weiter ab …

Tanzen, um die Kontrolle zurückzuerlangen

Nur zehn Wochen, bei einem Rhythmus von 50 Minuten, dreimal pro Woche, waren nötig, um eine signifikante Verbesserung des Selbstbilds und der Körperbeherrschung bei zwei Studentengruppen festzustellen; eine bestand aus jungen Männern, die andere aus jungen Frauen; beide wurden mit einer Kontrollgruppe verglichen, die keine sportlichen Übungen machte. Es bleibt festzuhalten, dass der Effekt bei beiden Geschlechtern gleich groß war (Hulya Asci 2009)!

Wie kann man im Falle eines niedrigen Selbstwertgefühls in Verbindung mit mangelnder körperlicher Aktivität den Teufelskreis durchbrechen, der zu Niedergeschlagenheit oder Depression führt? Das Tanzen ist ein ziemlich wirksames Mittel, um dem zuvorzukommen. Tanzen wirkt stärker als das Gehen und sogar als das Joggen, weil es den gesamten Körper dank der physischen Bewegungen stimuliert; doch es wirkt auch stärker dank des Kontextes, in dem es ausgeübt wird. Es kann überall stattfinden, in jeder Kleidung, die uns gefällt (man zieht sich keine Sportkleidung an, um tanzen zu gehen!). Man kann allein tanzen oder zu mehreren, 30 Sekunden oder 30 Minuten lang. Immer wird man davon jede Menge Gutes erfahren. Schon nach den ersten Sekunden werden die neuronalen Netze reaktiviert, man bringt seine verschiedenen Regulierungssysteme zum Funktionieren (Verdauung, Schlaf, Unterhalt des Skeletts und der Knochen, Reproduktion), und man ruft positive Gefühle in den emotionalen Zentren hervor – beispielsweise dank der Rhythmisierung der Bewegungen, dank der durch Musik ausgelösten Erinnerungen, dank der Menschen, mit denen man tanzt. Deshalb wird auch unser Unbewusstes bei der Wahl seiner Strategien wagemutiger; man findet sich fast schon bewundernswert, und andere Menschen betrachten uns gleichfalls deshalb mit neidischem Blick, auf jeden Fall aber respektvoller …

Körpertherapien fürs Selbstbild

Da man weiß, dass das Selbstbild in enger Verbindung mit unterschiedlichen Reizen steht, die aus unserem Inneren herrühren, hat man angenommen, dass man das Selbstbild im Zusammenhang mit einem Zugang aufbauen kann, der anders ist als eine Therapie, die über die Sprache funktioniert. Dieser mehr »körperliche« Ansatz wurde vor allem bei Menschen gesucht, die sich bei der verbalen Kommunikation nicht sonderlich wohlfühlen. So hat eine Studie in Polen tatsächlich die Wirksamkeit des Tanzens bei der Verbesserung des Selbstvertrauens der Probanden gezeigt. Entsprechend der Verbindung zwischen Selbstbild und sozialen Kompetenzen konnten die Gutachter eine bessere Sozialisation der Teilnehmer feststellen, die nicht nur bessere Noten in der Schule erhielten, sondern auch entspannter waren und eine größere Leichtigkeit bei Entscheidungsfindungen zeigten; sie neigten zudem eher dazu, Gespräche mit Ausländern zu suchen (Pelc 2002). Bei Autisten, die mit einer Kontrollgruppe verglichen wurden, die körperlich nicht aktiv war, konnte man sich mittels eines Fragebogens überzeugen (Heidelberger State Inventory, Koch, Morlinghaus u.a. 2007), dass eine Stunde Tanz pro Woche über einen Zeitraum von sieben Wochen das Wohlbefinden wie auch das Körperbewusstsein der Teilnehmer offensichtlich verbessert hatte, ferner ihre Fähigkeit, sich von anderen zu unterscheiden, sowie ihr Verhalten in der Gesellschaft (Koch, Mehl u.a. 2015).

Interessant ist, dass das Tanzen somit einen körperlichen Zugang zu unseren Körperfunktionen bieten kann, der weder invasiv noch zudringlich ist. In einer weiteren Studie ließ man übergewichtige Menschen tanzen (davon 18 Fettsüchtige), über einen Zeitraum von 18 Wochen, zwei Stunden pro Woche. Am Ende dieser Periode wurde eine signifikante Verbesserung der Lebensqualität festgestellt, aber auch eine Verbesserung von Körperbewusstsein und Körperbild. Die Forscher schlossen daraus, dass dieses Programm den fettsüchtigen Patienten half, das Bewusstsein »neu auszurichten«, das sie vom eigenen Körper hatten – anders ausgedrückt: Sie sahen und spürten sich anders (Muller-Pinget, Carrard u.a. 2012). Oder sagen wir es noch einfacher: Bewegung hilft dabei, sich gut zu fühlen, die Welt um sich herum zu spüren, Selbstbewusstsein zu entwickeln und ganz einfach Freude zu haben und zu leben. Nutzen wir das noch heute aus, denn noch können wir es. Und je früher man damit anfängt, desto nachhaltiger wirkt es!

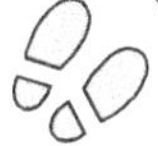

Rumba: Den Körper und die eigene Wertschätzung formen

Für mich ist die Rumba ein Tanz mit vielen Möglichkeiten. Sie ist wichtig wegen des Ausmaßes an Arbeit, die man in sie investiert. Man braucht mehrere Monate Übung, bis man die notwendige Muskelkraft in den Beinen erworben hat, um den Grundschritt korrekt auszuführen. Das beste Mittel dazu ist, diesen Schritt pausenlos zu wiederholen und dabei jedes Detail der Anweisungen zu beachten. Und da man auch die Bauchmuskeln einsetzt, bekommt man den flachen Bauch und die gemeißelten Beine, von denen man seit Langem träumt! All das geht zusammen mit einer selbstbewussten Haltung, die mit der Körperbeherrschung zusammenhängt, die man erwirbt, wenn man Rumba tanzt.

Wie auch beim Cha-Cha-Cha zählt man zwei, drei, vier, eins, wobei die eins dem betonten Taktteil der Musik entspricht und man den ersten Schritt auf der Zwei macht, wobei allerdings die Musik viel langsamer als beim Cha-Cha-Cha ist. Sie lässt einem Zeit, die Gewichtsverlagerung und das Hüftschwingen auszuführen, um den größtmöglichen Effekt zu bewirken (auf den Körper und auf das Selbstbild).

Bei Zählzeit zwei (erster Schritt) setzt man den linken Fuß vor den rechten (Abstand 20 Zentimeter), das linke Bein zunächst gebeugt, wobei zuerst die Fußspitze, dann die Ferse aufgesetzt und der Fuß flach mit gestrecktem Bein aufgestellt wird. Ohne die Stellung des rechten Fußes zu verändern, obwohl die Ferse angehoben wird, bringt man das rechte Knie vor und beugt es stark genug, sodass es das linke Knie berührt.

Bei Zählzeit drei (zweiter Schritt) bringt man das Körpergewicht auf das rechte Bein, das jetzt angespannt wird, und man beendet die Bewegung mit einem Hüftschwung nach rechts (nach vollständiger Gewichtsverlagerung).

Bei Zählzeit vier (dritter Schritt) bringt man, ohne den Fuß vom Boden zu lösen, die linke Fußspitze nahe an den rechten Knöchel, setzt dann den linken Fuß hüftbreit nach links, erst die Spitze, dann die Ferse, wobei beide Beine gestreckt sind.

Bei Zählzeit eins (Fortsetzung dritter Schritt) verlagert man harmonisch, ohne den Fuß zu bewegen, das Körpergewicht vom rechten auf das linke Bein und schließt mit einer Hüftbewegung nach links ab (man braucht zwei Zählzeiten, um diesen dritten Schritt auszuführen).

Nun folgt der zweite Teil des Grundschritts. Bei Zählzeit zwei wird der rechte Fuß gelöst und hinter den linken geführt (beide Beine gestreckt). Zuerst wird die Spitze, dann die Ferse aufgesetzt, danach wird das ganze Gewicht auf den rechten Fuß verlagert, ehe die Hüfte nach rechts schwingt. Bei Zählzeit drei wird das Gewicht auf den vorderen linken Fuß zurückverlagert, ohne dass dieser versetzt wird. Bei Zählzeit vier setzt man den rechten Fuß seitlich (nach rechts), ohne die Spitze vom Boden zu lösen, wobei der Fuß so nahe wie möglich am linken Knöchel vorbeigeführt und zuerst die Spitze, dann die Ferse aufgesetzt wird. Dann, bei Zählzeit eins, verlagert man kontrolliert das Gewicht vom linken auf das rechte Bein und schließt mit einem Hüftschwung nach rechts (auch hier hat man zwei Zählzeiten für diesen dritten Schritt: vier und eins).

Diese sehr kontrollierte Bewegungsfolge, die die Bein- und Bauchmuskeln mobilisiert, ist sehr schwierig zu beherrschen. Man schafft es nicht einfach beim ersten Anlauf: Immer wieder muss man es versuchen und versuchen und am nächsten Tag wieder! Sie werden dennoch Fortschritte sehen, aber Sie brauchen Geduld und Durchhaltevermögen!

Link zum Anschauungsvideo: www.youtube.com/watch?v=bwDn9BBv47g.

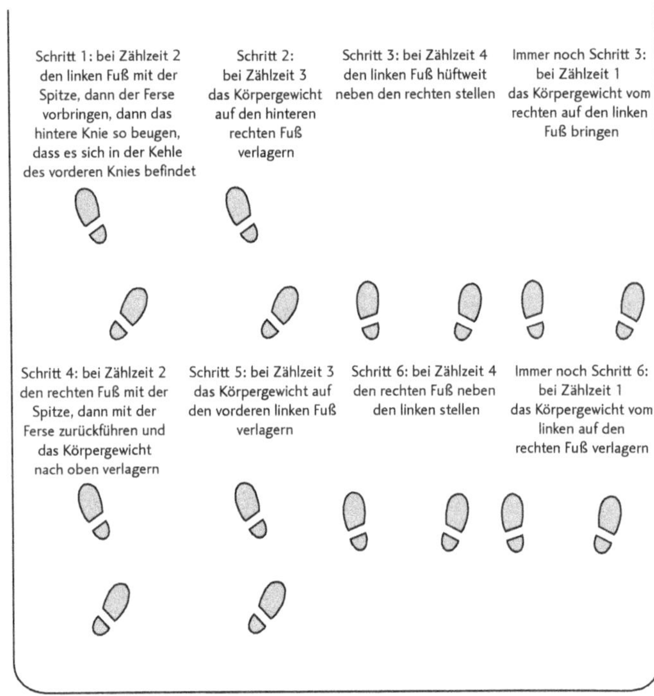

Um zu zweit den Rumba-Grundschritt zu tanzen, stellen Sie sich einander gegenüber, entweder in offener Haltung (beide Hände zusammen, wobei die linke Hand des Führenden die rechte der Geführten ergreift); oder in geschlossener Haltung (der Führende hat seine rechte Hand auf dem Schulterblatt der Geführten, die linke Hand seitlich erhoben bis auf Schulterhöhe, den Ellbogen gebeugt, hält die rechte Hand der Geführten; diese hält ihre linke Hand auf Höhe des rechten Arms des Führenden). Der Führende muss sich leicht rechts neben der Geführten befinden. So kann er mit dem linken Fuß vorwärtsschreiten, die Geführte führt ihren rechten Fuß rückwärts (ohne sich in die Quere zu kommen!)

Tanzlehrerbericht

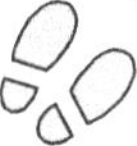

»Beim Tanzen stellt man seinen Körper zur Schau, und wenn man entspannt mit seinem Körper umgeht, ist man bei sehr vielem entspannt! Die Einheit Körper – Gehirn ist das Einzige, was einem immer gehört, ganz gleich, was passiert. Deshalb muss man darauf aufpassen, sich darum kümmern und diese Einheit entwickeln. Es zu entwickeln heißt, es zu erforschen, so wie man gleichzeitig seinen Geist und seine Persönlichkeit erforscht. Mehr als nur der Gesundheit dient das Tanzen der Selbsterforschung, wobei man bis zum Ende dessen geht, was körperlich möglich ist. Man bewertet die Welt nach den Gefühlen, die man empfindet, und beim Tanzen vervielfachen sich diese Empfindungen!«

Adrien Caby

SCHLUSS

»Wenn du tanzt, kannst du dir den Luxus leisten,
du selbst zu sein.«

Paulo Coelho

Oft sagen mir die Leute: »Ach, weißt du, ich habe zwei linke Füße …« Das sagen sie, weil sie Angst haben, sich vor anderen lächerlich zu machen, oder es vorziehen, gar nicht erst zu versuchen zu tanzen. Aber wir haben alle zwei linke Füße, bis wir gelernt haben, sie zu unterscheiden, und sie zum Gehen bringen, einen neben dem anderen, einen gegen den anderen, einen nach dem anderen ... Kinder stellen sich keine Fragen, wenn sie sich auf ihre Beine stellen – sie versuchen es, fallen hin und fangen wieder von vorne an. So ist auch jeder Tanzschritt ein neues motorisches Lernen, das man mit der gleichen Demut und dem gleichen Mut angehen sollte wie ein Kind, das sich auf seine beiden Beine stellt.

Es ist sehr berührend, wenn man Anfänger in einer Tanzschule beobachtet. Im Geiste vergleiche ich ihre Haltung mit der von mittelalterlichen Rittern, weil in beiden Fällen ihre Körper das Unbekannte angehen. Sie verstecken sich nicht hinter Prinzipien, Gerätschaften, Schriften; nein, sie legen mit ihren Armen, Hüften, Beinen los, zuweilen ohne große Kontrolle und Anmut; aber sie wagen es, machen Fehler, werden steif, fangen wieder von vorne an. Und sie machen Fortschritte. Üben ist das einzige Mittel, um beim Tanzen Fortschritte zu machen.

Außerdem reicht es, mit einem Grundschritt anzufangen, einem einzigen, der Ihnen ein sehr wirksames Interventionsmittel an die Hand gibt, das Sie Ihr ganzes Leben hindurch begleitet. Jeden Tag sehe ich, wie eine Schülerin zur Tanzschule kommt und eine halbe Stunde ihren Cha-Cha-Cha-Grundschritt wiederholt und dabei das Tempo jeder Bewegung, die Spannung der Beine, die Größe ihrer Schritte, die Koordinierung ihrer Arme verbessert. Sie will nichts anderes, als einen sehr schönen Grundschritt auszuführen. Durch diese sehr »grundsätzliche« Wiederholung erfährt sie sämtliche Wohltaten, die wir in den vorangegangenen Kapiteln beschrieben haben – kognitive Fähigkeiten, Intelligenz, eine gute Gesundheit, ein langes Leben, Verführung, Verständnis für andere, soziale Interaktionen …

Wenn Sie sich an das Tanzen machen, selbst nur ein wenig, verändern Sie schon die Welt. Das Tanzen abzulehnen kommt dem gleich, mit anderen Menschen nichts zu tun haben zu wollen, die Gesellschaft zu meiden und ihr zu sagen: »Hau ab, ich bleibe lieber in meiner Ecke.« Das Tanzen ist eine Möglichkeit, sich offen für Veränderungen zu zeigen, bei denen man selbst mitmachen möchte. Grundsätzlich kann man mit einem anderen Menschen nicht interagieren, wenn man nicht weiß, wie man sich verhalten soll, auch wenn man nur mit ihm diskutiert. Das Tanzen ist die Schule, die einen lehrt, mit dem eigenen Körper sorgsam umzugehen, ehe man die Verbindung mit einem Partner oder einer Gruppe sucht. Die Art von Interaktionen, die das Tanzen bewirkt, vertieft unsere Kenntnis des anderen – außerdem kennt man den anderen nicht, solange man ihn nicht hat tanzen sehen; besser noch: wenn man nicht mit ihm getanzt hat. Aber weil unser Körper im Tanz die Gefühle ausdrückt, die wir empfinden, ist jede unserer Bewegungen auch eine Offenbarung unserer selbst. In den Augen der anderen, doch auch in unseren eigenen.

Nachdem Sie dieses Buch gelesen haben, werden Sie verstanden haben, dass die praktischen Auswirkungen des Tanzens eine biologische Grundlage haben. Das Verständnis unserer selbst war lange Zeit ideologisch verzerrt: Wir mögen uns nicht gern als »gewöhnliche« Lebewesen ansehen, vor allem nicht als Tiere oder als Vieh, weil wir eben kein Vieh sind; wir sind weise, wir gehören zu den *sapientes*. Indem wir Körper und Gehirn miteinander versöhnen, lässt uns das Tanzen von unserer menschlichen Biologie profitieren und gewachsen daraus hervorgehen. Den Kern dieses Mechanismus bildet das Kleinhirn, dieser bislang wenig beachtete Teil unseres Gehirns, der jedoch die große Chance hat, aufgrund des Ausmaßes seiner physischen, emotionalen und kognitiven Fähigkeiten ein privilegiertes Forschungsziel zu werden. Die Verbindung zwischen Bewegung und Gesundheit wird dank der Entdeckung der Myokine deutlicher, dieser von den Muskeln freigesetzten Botenstoffe, die auf das Immunsystem einwirken. Unsere Sensibilität ist zudem stärker und komplexer, als man angenommen hat, und zwar wegen der langsamen Muskelfasern, die im ganzen Körper verteilt sind.

Diese Fortschritte innerhalb der Biologie helfen uns beim Verständnis der positiven Effekte des Tanzens, aber auch bei der Überprüfung dessen, was wir über uns selbst wissen. Anstatt die unterschiedlichen Funktionen von Reproduktion, Atmung, Verdauung, Schlaf, Erinnerung etc. getrennt zu sehen, verstehen wir, an welchem Punkt wir ein Ganzes bilden, das durch Botenstoffe verbunden ist. Über diese Entität Körper – Gehirn, über diese Realität kann das Tanzen körperlich agieren.

Die Zukunft wird ohne jeden Zweifel weitere Entdeckungen mit sich bringen, etwa die, was der sechste Sinn ist, der Instinkt oder die Veranlagung. Aber obwohl wir darauf aus sind, alles zu erforschen, konzentrieren wir uns doch lieber auf das Wesentliche, d.h. auf die harmonische Entwicklung unserer Physiologie im Sinne unseres Wohls, des physischen wie des psychischen. Daher meine formelle Empfehlung als Neurophysiologin: Tanzen Sie!

BIBLIOGRAFIE

Kapitel 1. Tanzen ist gut fürs Gehirn

Bhavanani, A. B., Madanmohan *et al.* (2012), »Immediate cardiovascular effects of pranava pranayama in hypertensive patients«, *Indian J. Physiol. Pharmacol.*, 56 (3), S. 273-278.

Blumberg, M. S., J. C. Dooley (2017), »Phantom limbs, neuroprosthetics, and the developmental origins of embodiment«, *Trends Neurosci.*, 40 (10), S. 603-612.

Caldwell, J. A., B. Prazinko *et al.* (2003), »Body posture affects electroencephalographic activity and psychomotor vigilance task performance in sleep-deprived subjects«, *Clin. Neurophysiol.*, 114 (1), S. 23-31.

Chaddock-Heyman, L., C. H. Hillman *et al.* (2014), »III. The importance of physical activity and aerobic fitness for cognitive control and memory in children«, *Monogr. Soc. Res. Child Dev.*, 79 (4), S. 25-50.

Cuddy, A. J., C. A. Wilmuth *et al.* (2015), »Preparatory power posing affects nonverbal presence and job interview performance«, *J. Appl. Psychol.*, 100 (4), S. 1286-1295.

Donnelly, J. E., K. Lambourne (2011), »Classroom-based physical activity, cognition, and academic achievement«, *Prev. Med.*, 52 (suppl. 1), S. 36-42.

Ferrari, F., H. F. Prechtl *et al.* (1997), »Posture, spontaneous movements, and behavioural state organisation in infants affected by brain malformations«, *Early Hum. Dev.*, 50 (1), S. 87-113, 177.

Hayashi, T., K. Ikematsu *et al.* (2014), »Temporal changes of the adrenal endocrine system in a restraint stressed mouse and possibility of postmortem indicators of prolonged psychological stress«, *Leg. Med. (Tokyo)*, 16 (4), S. 193-196.

Hepach, R., A. Vaish *et al.* (2017), »The fulfillment of others' needs elevates children's body posture«, *Dev. Psychol.*, 53 (1), S. 100-113.

Huis In 't Veld, E. M., G. J. Van Boxtel *et al.* (2014), »The Body Action Coding System II: Muscle activations during the perception and expression of emotion«, *Front. Behav. Neurosci.*, 8, S. 330.

Ito, M. (1993), »Movement and thought: Identical control mechanisms by the cerebellum«, *Trends Neurosci.*, 16 (11), S. 448-450; Diskussion S. 444-453.

Ito, M. (2008), »Control of mental activities by internal models in the cerebellum«, *Nat. Rev. Neurosci.*, 9 (4), S. 304-313.

James, W. (1994), »The physical bases of emotion. 1894«, *Psychol. Rev.*, 101 (2), S. 205-210.

Lent, R., F. A. Azevedo *et al.* (2012), »How many neurons do you have? Some dogmas of quantitative neuroscience under revision«, *Eur. J. Neurosci.* 35 (1), S. 1-9.

Lipnicki, D. M., D. G. Byrne (2005), »Thinking on your back: Solving anagrams faster when supine than when standing«, *Brain Res. Cogn. Brain Res.*, 24 (3), S. 719-722.

Marini, M., M. Monaci *et al.* (2015), »Can practice of dancesport as physical activity be associated with the concept of ›successful aging‹?«, *J. Sports Med. Phys. Fitness*, 55(10), S. 1219-1226.

Muller, P., K. Rehfeld *et al.* (2017), »Evolution of neuroplasticity in response to physical activity in old age: The case for dancing«, *Front. Aging Neurosci.*, 9, S. 56.

Prechtl, H. F., C. Einspieler *et al.* (1997), »An early marker for neurological deficits after perinatal brain lesions«, *The Lancet*, 349 (9062), S. 1361-1363.

Robinson, L. E., K. K. Palmer *et al.* (2016), »Effect of the Children's Health Activity Motor Program on motor skills and self-regulation in head start preschoolers: An efficacy trial«, *Front. Public Health*, 4, S. 173.

Schmahmann, J. D. (1996), »From movement to thought: Anatomic substrates of the cerebellar contribution to cognitive processing«, *Hum. Brain Mapp.*, 4 (3), S. 174-198.

Stoodley, C. J., J. P. MacMore *et al.* (2016), »Location of lesion determines motor vs. cognitive consequences in patients with cerebellar stroke«, *NeuroImage Clin.*, 12, S. 765-775.

Tanaka, S., K. Seki *et al.* (2012), »Abacus in the brain: A longitudinal functional MRI study of a skilled abacus user with a right hemispheric lesion«, *Front. Psychol.*, 3, S. 315.

Vandervert, L. (2017), »The origin of mathematics and number sense in the cerebellum: With implications for finger counting and dyscalculia«, *Cerebellum Ataxias*, 4, S. 12.

Vilma Capocchiani, M. L., M. Michelini, A. M. Rossi, A. Stefanel (2011), »Physics in dance and dance to represent physical processes«, *J. Appl. Math.*, 4 (4), S. 14.

Yap, A. J., A. S. Wazlawek *et al.* (2013), »The ergonomics of dishonesty: The effect of incidental posture on stealing, cheating, and traffic violations«, *Psychol. Sci.*, 24 (11), S. 2281-2289.

Kapitel 2. Tanzen, um zu verführen, aber auch, um besser zu arbeiten …

Andersen, L. L., O. M. Poulsen *et al.* (2015), »Effect of physical exercise on workplace social capital: Cluster randomized controlled trial«, *Scand. J. Public Health*, 43 (8), S. 810-818.

Boone, R. T., J. G. Cunningham (1998), »Children's decoding of emotion in expressive body movement: The development of cue attunement«, *Dev. Psychol.*, 34 (5), S. 1007-1016.

Christensen, J. F., M. Nadal *et al.* (2014), »A norming study and library of 203 dance movements«, *Perception*, 43 (2-3), S. 178-206.

Cirelli, L. K., S. J. Wan *et al.* (2014), »Fourteen-month-old infants use interpersonal synchrony as a cue to direct helpfulness«, *Philos. Trans. R. Soc. Lond. B. Biol. Sci.*, 369 (1658), S. 20130400.

Cohen, E. E., R. Ejsmond-Frey *et al.* (2010), »Rowers' high: Behavioural synchrony is correlated with elevated pain thresholds«, *Biol. Lett.*, 6 (1), S. 106-108.

Davis, A., J. Taylor *et al.* (2015), »Social bonds and exercise: Evidence for a reciprocal relationship«, *PLoS One*, 10 (8), S. e0136705.

Dulaine, P. (2014), »May I have this dance, please?«, 2014, www.youtube.com/watch?v=MqnbE5WRPEU&vl = en.

Eguchi, H., A. Tsutsumi *et al.* (2017), »Psychometric assessment of a scale to measure bonding workplace social capital«, *PLoS One*, 12 (6), S. e0179461.

Fessler, D. M., C. Holbrook (2014), »Marching into battle: Synchronized walking diminishes the conceptualized formidability of an antagonist in men«, *Biol. Lett.*, 10 (8).

Fitch, W. T. (2006), »The biology and evolution of music: A comparative perspective«, *Cognition*, 100 (1), S. 173-215.

Flury, R., L. Gygax (2016), »Daily patterns of synchrony in lying and feeding of cows: Quasi-natural state and (anti-) synchrony factors«, *Behav. Processes*, 133, S. 56-61.

Goldberg, H., A. Christensen *et al.* (2015), »Brain activity correlates with emotional perception induced by dynamic avatars«, *NeuroImage*, 122, S. 306-317.

Huang, S. Y., J. Hogg *et al.* (2012), »A ballroom dance classroom program promotes moderate to vigorous physical activity in elementary school children«, *Am. J. Health Promot.*, 26 (3), S. 160-165.

Idrovo, A. J., A. Camacho-Avila *et al.* (2012), »Social capital at work: Psychometric analysis of a short scale in Spanish among Mexican health workers«, *Rev. Bras. Epidemiol.*, 15 (3), S. 536-547.

Indregard, A. R., S. Knardahl *et al.* (2017), »Emotional dissonance and sickness absence: A prospective study of employees working with clients«, *Int. Arch. Occup. Environ. Health*, 90 (1), S. 83-92.

Insel, T. R., L. E. Shapiro (1992), »Oxytocin receptor distribution reflects social organization in monogamous and polygamous voles«, *Proc. Natl Acad. Sci. USA*, 89 (13), S. 5981-5985.

Jakobsen, M. D., E. Sundstrup *et al.* (2017), »Psychosocial benefits of workplace physical exercise: Cluster randomized controlled trial«, *BMC Public Health*, 17 (1), S. 798.

John, A., A. C. Glendenning *et al.* (2018), »Self-harm, suicidal behaviours, and cyberbullying in children and young people: Systematic review«, *J. Med. Internet Res.*, 20(4), S. e129.

Kasper, C., M. Vierbuchen *et al.* (2017), »Genetics and developmental biology of cooperation«, *Mol. Ecol.*, 26 (17), S. 4364-4377.

Kim, S., N. Bochatay *et al.* (2017), »Individual, interpersonal, and organisational factors of healthcare conflict: A scoping review«, *J. Interprof. Care*, 31 (3), S. 282-290.

Laban, R. (1975 [reprint]), *Modern Educational Dance*, Princeton Book Co Pub.

Lovatt, P. (2011), »Dance, thinking, hormones«, youtube.

Lu, Y., Q. Zhao *et al.* (2018), »Ballroom dancing promotes neural activity in the sensorimotor system: A resting-state fMRI study«, *Neural Plast.*, 2018, S. 2024835.

McCarty, K., J. Honekopp *et al.* (2013), »Male body movements as possible cues to physical strength: A biomechanical analysis«, *Am. J. Hum. Biol.*, 25 (3), S. 307-312.

Napolitano F., U. Knierim, F. Grasso, G. De Rosa (2009), »Positive indicators of cattle welfare and their applicability to on-farm protocols«, *Ital. J. Animal Sci.*, 8, S. 355-365.

Neave, N., K. McCarty *et al.* (2011), »Male dance moves that catch a woman's eye«, *Biol. Lett.*, 7 (2), S. 221-224.

Neri, P., J. Y. Luu *et al.* (2006), »Meaningful interactions can enhance visual discrimination of human agents«, *Nat. Neurosci.*, 9 (9), S. 1186-1192.

Noy, L., N. Levit-Binun *et al.* (2015), »Being in the zone: Physiological markers of togetherness in joint improvisation«, *Front. Hum. Neurosci.*, 9, S. 187.

Nystrom, K., S. O. Lauritzen (2005), »Expressive bodies: Demented persons' communication in a dance therapy context«, *Health (London)*, 9 (3), S. 297-317.

Palo-Bengtsson, L., B. Winblad *et al.* (1998), »Social dancing: A way to support intellectual, emotional and motor functions in persons with dementia«, *J. Psychiatr. Ment. Health Nurs.*, 5 (6), S. 545-554.

Park, J. Y., Y. J. Yoon (2013), »Lifeworld conflicts and relation rebirth of couple dancing sport participants«, *J. Exerc. Rehabil.*, 9 (2), S. 304-308.

Pearce, E., J. Launay *et al.* (2016), »Is group singing special? Health, well-being, and social bonds in community-based adult education classes«, *J. Community Appl. Soc. Psychol.*, 26 (6), S. 518-533.

Repp, B. H., Y. H. Su (2013), »Sensorimotor synchronization: A review of recent research (2006-2012)«, *Psychon. Bull. Rev.*, 20(3), S. 403-452.

Rizzolatti, G., L. Fadiga *et al.* (1996), »Premotor cortex and the recognition of motor actions«, *Brain Res. Cogn. Brain Res.*, 3 (2), S. 131-141.

Sevdalis, V., P. E. Keller (2012), »Perceiving bodies in motion: Expression intensity, empathy, and experience«, *Exp. Brain Res.*, 222 (4), S. 447-453.

Shafir, T., R. P. Tsachor *et al.* (2015), »Emotion regulation through movement: Unique sets of movement characteristics ...«, *Front. Psychol.*, 6, S. 2030.

Tarr, B., J. Launay *et al.* (2016), »Silent disco: Dancing in synchrony leads to elevated pain thresholds and social closeness«, *Evol. Hum. Behav.*, 37 (5), S. 343-349.

Taylor, W. C., K. E. King *et al.* (2013), »Booster Breaks in the workplace: Participants' perspectives on health-promoting work breaks«, *Health Educ. Res.*, 28 (3), S. 414-425.

Tsuno, K., N. Kawakami *et al.* (2017), »Workplace incivility in Japan: Reliability and validity of the Japanese version of the modified Work Incivility Scale«, *J. Occup. Health*, 59 (3), S. 237-246.

Tziner, A., N. Nicola *et al.* (2003), »Relation between social cohesion and team performance in soccer teams«, *Percept. Mot. Skills*, 96 (1), S. 145-148.

Valdesolo, P., D. Desteno (2011), »Synchrony and the social tuning of compassion«, *Emotion*, 11 (2), S. 262-266.

Van den Stock, J., I. Peretz *et al.* (2009), »Instrumental music influences recognition of emotional body language«, *Brain Topogr.*, 21 (3-4), S. 216-220.

Van Scheppingen, A. R., E. M. de Vroome *et al.* (2014), »Inducing a health-promoting change process within an organization: The effectiveness of a large-scale intervention on social capital, openness, and autonomous motivation toward health«, *J. Occup. Environ. Med.*, 56 (11), S. 1128-1136.

Vincent, L. (2012), *L'Amour de A à XY*, Odile Jacob.

Webster, V., P. Brough *et al.* (2016), »Fight, flight or freeze:

Common responses for follower coping with toxic leadership«, *Stress Health*, 32 (4), S. 346-354.

Kapitel 3. Tanzen ist gut für die Gesundheit! Zum modernen Schamanen werden

Asa, S. K., M. C. Melo *et al.* (2014), »Effects of mental and physical practice on a finger opposition task among children«, *Res. Q. Exerc. Sport*, 85 (3), S. 308-315.

Bajer, B., M. Vlcek *et al.* (2015), »Exercise associated hormonal signals as powerful determinants of an effective fat mass loss«, *Endocr. Regul.*, 49 (3), S. 151-163.

Blalock, J. E. (2005), »The immune system as the sixth sense«, *J. Intern. Med.*, 257 (2), S. 126-138.

Bleicher, K., R. G. Cumming *et al.* (2011), »Lifestyle factors, medications, and disease influence bone mineral density in older men: Findings from the CHAMP study«, *Osteoporos. Int.*, 22 (9), S. 2421-2437.

Chastin, S. F., O. Mandrichenko *et al.* (2014), »Associations between objectively-measured sedentary behaviour and physical activity with bone mineral density in adults and older adults, the NHANES study«, *Bone*, 64, S. 254-262.

Dantzer, R. (2018), »Neuroimmune interactions: From the brain to the immune system and vice versa«, *Physiol. Rev.*, 98 (1), S. 477-504.

de Bruin, N., J. B. Doan *et al.* (2010), »Walking with music is a safe and viable tool for gait training in Parkinson's disease: The effect of a 13-week feasibility study on single and dual task walking«, *Parkinsons Dis.*, 2010, 483530.

Demontis, G. C., M. M. Germani *et al.* (2017), »Human pathophysiological adaptations to the space environment«, *Front. Physiol.*, 8, S. 547.

Dipasquale, O., E. A. Cooper *et al.* (2016), »Interferon-alpha acutely impairs whole-brain functional connectivity network architecture – A preliminary study«, *Brain Behav. Immun.*, 58, S. 31-39.

Duncan, R. P., G. M. Earhart (2014), »Are the effects of community-based dance on Parkinson disease severity, balance, and functional mobility reduced with time? A 2-year prospective pilot study«, *J. Altern. Complement. Med.*, 20 (10), S. 757-763.

Guillot, A., F. Di Rienzo *et al.* (2012), »Imagining is not doing but involves specific motor commands: A review of experimental data related to motor inhibition«, *Front. Hum. Neurosci.*, 6, S. 247.

Hashimoto, H., S. Takabatake *et al.* (2015), »Effects of dance on motor functions, cognitive functions, and mental symptoms of Parkinson's disease: A quasi-randomized pilot trial«, *Complement. Ther. Med.*, 23 (2), S. 210-219.

Kramer, A., A. Gollhofer *et al.* (2017), »How to prevent the detrimental effects of two months of bed-rest on muscle, bone and cardiovascular system: An RCT«, *Sci. Rep.*, 7 (1), S. 13177.

Lancaster, G. I., M. A. Febbraio (2014), »The immunomodulating role of exercise in metabolic disease«, *Trends Immunol.*, 35 (6), S. 262-269.

Lazarou, I., T. Parastatidis *et al.* (2017), »International ballroom dancing against neurodegeneration: A randomized controlled trial in Greek community-dwelling elders with mild cognitive impairment«, *Am. J. Alzheimers Dis. Other Demen.*, 32 (8), S. 489-499.

Li, T., P. Wang *et al.* (2016), »Approaches mediating oxytocin regulation of the immune system«, *Front. Immunol.*, 7, S. 693.

Lundberg, I. E., G. A. Nader (2008), »Molecular effects of exercise in patients with inflammatory rheumatic disease«, *Nat. Clin. Pract. Rheumatol.*, 4 (11), S. 597-604.

McKee, K. E., M. E. Hackney (2013), »The effects of adapted tango on spatial cognition and disease severity in Parkinson's disease«, *J. Mot. Behav.*, 45 (6), S. 519-529.

Melton, L. J., 3rd (2003), »Adverse outcomes of osteoporotic fractures in the general population«, *J. Bone Miner. Res.*, 18 (6), S. 1139-1141.

Nombela, C., L. E. Hughes *et al.* (2013), »Into the groove: Can rhythm influence Parkinson's disease?«, *Neurosci. Biobehav. Rev.*, 37 (10 Pt 2), S. 2564-2570.

Pedersen, B. K. (2009), »The diseasome of physical inactivity – and the role of myokines in muscle – fat cross talk«, *J. Physiol.*, 587 (Pt 23), S. 5559-5568.

Pedersen, B. K., H. Bruunsgaard (1995), »How physical exercise influences the establishment of infections«, *Sports Med.*, 19 (6), S. 393-400.

Pedersen, B. K., H. Bruunsgaard *et al.* (2000), »Cytokines in aging and exercise«, *Int. J. Sports Med.*, 21 (suppl. 1), S. 4-9.

Pedersen, B. K., M. A. Febbraio (2008), »Muscle as an endocrine organ: Focus on muscle-derived interleukin-6«, *Physiol. Rev.*, 88 (4), S. 1379-1406.

Petersen, A. M., B. K. Pedersen (2005), »The anti-inflammatory effect of exercise«, *J. Appl. Physiol. (1985)*, 98 (4), S. 1154-1162.

Petrenko, V., C. Saini *et al.* (2016), »Parallel measurement of circadian clock gene expression and hormone secretion in human primary cell cultures«, *J. Vis. Exp.* (117).

Porat, S., N. Goukasian *et al.* (2016), »Dance experience and associations with cortical gray matter thickness in the aging population«, *Dement. Geriatr. Cogn. Dis. Extra.*, 6 (3), S. 508-517.

Ross, H. E., L. J. Young (2009), »Oxytocin and the neural mechanisms regulating social cognition and affiliative behaviour«, *Front. Neuroendocrinol.*, 30 (4), S. 534-547.

Sadagurski, M., L. Norquay *et al.* (2010), »Human IL6 enhances leptin action in mice«, *Diabetologia*, 53 (3), S. 525-535.

Sharif, K., A. Watad *et al.* (2018), »Physical activity and autoimmune diseases: Get moving and manage the disease«, *Autoimmun. Rev.*, 17 (1), S. 53-72.

Sievers, B., L. Polansky *et al.* (2013), »Music and movement share a dynamic structure that supports universal expressions of emotion«, *PNAS*, 110 (1), S. 70-75.

Simpson, R. J., H. Kunz *et al.* (2015), »Exercise and the regulation of immune functions«, *Prog. Mol. Biol. Transl. Sci.*, 135, S. 355-380.

Suzuki, S., K. Tanaka *et al.* (2009), »Ambivalent aspects of interleukin-6 in cerebral ischemia: Inflammatory versus neurotrophic aspects«, *J. Cereb. Blood Flow Metab.*, 29 (3), S. 464-479.

Thaker, P. H., S. K. Lutgendorf *et al.* (2007), »The neuroendocrine impact of chronic stress on cancer«, *Cell Cycle*, 6 (4), S. 430-433.

Tia, B., F. Mourey *et al.* (2010), »Improvement of motor performance by observational training in elderly people«, *Neurosci. Lett.*, 480 (2), S. 138-142.

Vinesett, A. L., R. Rutanen Whaley *et al.* (2017), »Modified African Ngoma healing ceremony for stress reduction: A pilot study«, *J. Altern. Complement. Med.*, 23 (10), S. 800-804.

Wilmot, E. G., C. L. Edwardson *et al.* (2012), »Sedentary time in adults and the association with diabetes, cardiovascular disease and death: Systematic review and meta-analysis«, *Diabetologia*, 55 (11), S. 2895-2905.

Yamasaki, A., A. Booker *et al.* (2012), »The impact of music on metabolism«, *Nutrition* 28 (11-12), S. 1075-1080.

Yeo, N. H., J. Woo *et al.* (2012), »The effects of different exercise intensity on myokine and angiogenesis factors«, *J. Sports Med. Phys.Fitness*, 52 (4), S. 448-454.

Yung, P. S., Y. M. Lai *et al.* (2005), »Effects of weight bearing and non-weight bearing exercises on bone properties using calcaneal quantitative ultrasound«, *Br. J. Sports Med.*, 39 (8), S. 547-551.

Kapitel 4. Tanzen zur Selbsterkenntnis

Adolph, K. E., W. G. Cole *et al.* (2012), »How do you learn to walk? Thousands of steps and dozens of falls per day«, *Psychol. Sci.*, 23 (11), S. 1387-1394.

An, S. Y., S. S. Kim *et al.* (2017), »Effect of belly dancing on urinary incontinence-related muscles and vaginal pressure in middle-aged women«, *J. Phys. Ther. Sci.*, 29 (3), S. 384-386.

Bargut, T. C. L., V. Souza-Mello *et al.* (2017), »Browning of white adipose tissue: Lessons from experimental models«, *Horm. Mol. Biol. Clin. Investig.*, S. 31 (1).

Bonny, J. W., J. C. Lindberg *et al.* (2017), »Hip Hop dance experience linked to sociocognitive ability«, *PLoS ONE*, 12 (2), S. e0169947.

Damasio, A. (2003), »Feelings of emotion and the self«, *Ann. NY Acad. Sci.*, 1001, S. 253-261.

Dayi, A., S. Agilkaya *et al.* (2012), »Maternal aerobic exercise during pregnancy can increase spatial learning by affecting leptin expression on offspring's early and late period in life depending on gender«, *Scientific World Journal*, 2012, S. 429803.

Dennett, D. C. (2003), »The self as a responding and a responsible artefact«, *Ann. NY Acad. Sci.*, 1001, S. 39-50.

Grygiel-Gorniak, B., M. Puszczewicz (2017), »A review on irisin, a new protagonist that mediates muscle-adipose-bone-neuron connectivity«, *Eur. Rev. Med. Pharmacol. Sci.*, 21 (20), S. 4687-4693.

Hansen, R. D., B. J. Allen (2002), »Habitual physical activity, anabolic hormones, and potassium content of fat-free mass in postmenopausal women«, *Am. J. Clin. Nutr.*, 75 (2), S. 314-320.

Hulya Asci, F. (2009), »Sex differences in psychological effects of exercise«, *Int. J. Psychol.*, 44 (4), S. 313-320.

Kattenstroth, J. C., T. Kalisch *et al.* (2013), »Six months of dance intervention enhances postural, sensorimotor, and cognitive performance in elderly without affecting cardio-respiratory functions«, *Front. Aging Neurosci.*, 5, S. 5.

Koch, S. C., L. Mehl *et al.* (2015), »Fixing the mirrors: A feasibility study of the effects of dance movement therapy on young adults with autism spectrum disorder«, *Autism*, 19 (3), S. 338-350.

Koch, S. C., K. Morlinghaus *et al.* (2007), »The joy dance: Specific effects of a single dance intervention on psychiatric patients with depression«, *The Arts in Psychotherapy*, 34 (4), S. 340-349.

Lakes, K. D., S. Marvin *et al.* (2016), »Dancer perceptions of the cognitive, social, emotional, and physical benefits of modern styles of partnered dancing«, *Complement. Ther. Med.*, 26, S. 117-122.

LeDoux, J. E., R. Brown (2017), »A higher-order theory of emotional consciousness«, *PNAS*, 114 (10), S. E2016-E2025.

McCarty, K., J. Honekopp *et al.* (2013), »Male body movements as possible cues to physical strength: A biomechanical analysis«, *Am. J. Hum. Biol.*, 25 (3), S. 307-312.

Morris, R. (1984), »Developments of a water-maze procedure for studying spatial learning in the rat«, *J. Neurosci. Methods*, 11 (1), S. 47-60.

Moutzouri, M., N. Gleeson *et al.* (2016), »What is the effect of sensorimotor training on functional outcome and balance performance of patients' undergoing TKR? A systematic review«, *Physiotherapy*, 102 (2), S. 136-144.

Muller-Pinget, S., I. Carrard *et al.* (2012), »Dance therapy improves self-body image among obese patients«, *Patient Educ. Couns.*, 89 (3), S. 525-528.

Patterson, C. M., S. G. Bouret *et al.* (2009), »Three weeks of postweaning exercise in DIO rats produces prolonged increases in central leptin sensitivity and signalling«, *Am. J. Physiol. Regul. Integr. Comp. Physiol.*, 296 (3), S. R537-548.

Pelc, Z. (2002), »[Therapeutic values of dance movement and its influence on psychomotor development of deaf persons as a form of socialization and integration with the environment]«, *Wiad Lek*, 55 Suppl 1(Pt 2), S. 845-849.

Porat, S., N. Goukasian *et al.* (2016), »Dance experience and associations with cortical gray matter thickness in the aging population«, *Dement. Geriatr. Cogn. Dis. Extra.*, 6 (3), S. 508-517.

Proske, U. (2015), »The role of muscle proprioceptors in human limb position sense: A hypothesis«, *J. Anat.*, 227 (2), S. 178-183.

Schmahmann, J. D. (1996), »From movement to thought: ANATOMIC substrates of the cerebellar contribution to cognitive processing«, *Hum. Brain Mapp.*, 4 (3), S. 174-198.

Walle, E. A. (2016), »Infant social development across the transition from crawling to walking«, *Front. Psychol.*, 7, S. 960.

Wang, H., N. K. Liu *et al.* (2015), »Treadmill training induced lumbar motoneuron dendritic plasticity and behavior recovery in adult rats after a thoracic contusive spinal cord injury«, *Exp. Neurol.*, 271, S. 368-378.

Weege, B., M. N. Pham *et al.* (2015), »Physical strength and dance attractiveness: Further evidence for an association in men, but not in women«, *Am. J. Hum. Biol.*, 27 (5), S. 728-730.

Whitney, P. G., J. A. Green (2011), »Changes in infants' affect related to the onset of independent locomotion«, *Infant Behav. Dev.*, 34 (3), S. 459-466.

Zhang, Y., C. Xie *et al.* (2016), »Irisin exerts dual effects on browning and adipogenesis of human white adipocytes«, *Am. J. Physiol. Endocrinol. Metab.*, 311 (2), S. E530-541.

DANK

Die Curtin University in Perth, Australien, hat mir die Mittel für Studien an die Hand gegeben, um die Auswirkungen des Tanzens auf die Gesundheit zu untersuchen; dadurch war es mir möglich, aus erster Hand die Macht des Tanzens zu bezeugen; Dank an Prof. Ravani Duggan und Dr. Lesley Kuliukas für ihr Vertrauen, ihre Unterstützung und die Zeit, die sie investiert haben. Dank auch an meinen Freund, Dr. Alain Trebucq, der mir erlaubt hat, die Praxis des Tanzens in seinem Unternehmen zu erproben.

Ich muss auch allen Forschern danken, die in diesem Buch zitiert sind und die ihr Leben einer oftmals monotonen und undankbaren Aufgabe widmen, die sie dennoch mit großer Leidenschaft betreiben; es ist ein wahres Glück, ihre Entdeckungen weitergeben zu können.

Professionelle Tanzkurse in einem eher fortgeschrittenen Alter wie dem meinen zu belegen ist nicht gerade üblich, weshalb ich vor allem meinen Tanzlehrern danke, Sam Ellis in England, Roland D'Anna und Adrien Caby in Frankreich, für ihre Geduld und Liebenswürdigkeit.

Sehr danke ich auch allen Schülerinnen und Schülern, die mir vertraut haben, indem sie bei meinen Gesellschaftstanz-Kursen mitmachten; Eine Erfahrung, die mir viel Verständnis für das Lehren von Tänzen vermittelte.

Ich danke meiner Verlegerin Odile Jacob für ihr Vertrauen und ihre Vision; es ist ein großes Glück und ein Privileg, ihrem Verlag anzugehören.

Marie-Lorraine Colas ist eine fleißige, engagierte, anspruchsvolle und wunderbar zielgerichtete Lektorin, die mein Konzept in ein Buch verwandelt hat. Einmal mehr tausend Dank dafür!

Ich danke außerdem meinen Kindern Anna, Darry und Felicity für ihr beständiges Zuhören und eine ebensolche Unterstützung. Sie waren immer voller Begeisterung und positiv eingestellt; auch, weil sie manchmal sogar ihre Körper einsetzten, um zu tanzen!